远离肥胖 健康成长
0～18 岁儿童体重管理

钟 燕 ◎ 主编

科学技术文献出版社
SCIENTIFIC AND TECHNICAL DOCUMENTATION PRESS
·北京·

图书在版编目（CIP）数据

远离肥胖 健康成长：0～18岁儿童体重管理 / 钟燕主编. —北京：科学技术文献出版社，2023.3

ISBN 978-7-5189-9769-5

Ⅰ.①远… Ⅱ.①钟… Ⅲ.①儿童—体重—管理—通俗读物 Ⅳ.① R161-49

中国版本图书馆 CIP 数据核字（2022）第 204097 号

远离肥胖 健康成长：0～18岁儿童体重管理

策划编辑：张宪安 薛士滨 责任编辑：郭 蓉 责任校对：张吲哚 责任出版：张志平

出 版 者	科学技术文献出版社	
地 址	北京市复兴路15号 邮编 100038	
编 务 部	(010) 58882938，58882087（传真）	
发 行 部	(010) 58882868，58882870（传真）	
邮 购 部	(010) 58882873	
官 方 网 址	www.stdp.com.cn	
发 行 者	科学技术文献出版社发行 全国各地新华书店经销	
印 刷 者	长沙鸿发印务实业有限公司	
版 次	2023 年 3 月第 1 版 2023 年 3 月第 1 次印刷	
开 本	710×1000 1/16	
字 数	144千	
印 张	11.25	
书 号	ISBN 978-7-5189-9769-5	
定 价	59.80元	

编 委 会

主　　编　钟　燕
副 主 编　赵　莎　陈　宇
编　　委　钟　燕　蔡宏坤　赵　莎
　　　　　陈　宇　丁大为　徐宁安
　　　　　李海霞
插图设计　徐宏宇

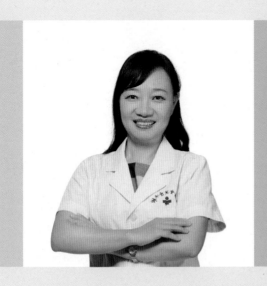

钟燕，湖南省儿童医院儿童保健所一级主任医师，教授、博士研究生导师，享受国务院特殊津贴专家。兼任中华预防医学会儿童保健分会副主任委员，中华医学会儿科学会发育行为儿科学组委员，湖南省预防医学会儿童科普专业委员会主任委员，湖南省医学会儿童保健专业委员会主任委员，湖南省妇幼保健协会发育行为儿科专业委员会主任委员，湖南省健康管理学会儿童健康管理专业委员会主任委员。

长期从事儿科与儿童保健工作及相关科学研究，发表学术论文 100 余篇，主编医学专著 5 本、科普书 3 本。作为特邀专家在国家、省内外电视台、广播电台制作多个儿童健康节目，在各报纸、杂志发表科普文章 300 余篇。

近 40 年来，由于社会经济的发展、人口结构和生活方式的变化，公共健康问题面临许多新的挑战。特别值得关注的是儿童超重和肥胖率增长了近 4 倍，即每 5 个儿童中就有 1 个出现超重或肥胖。据专家预测，到 2030 年中国儿童超重和肥胖的发病率将达到 28%，超过 4950 万，这使得儿童患心血管疾病、代谢疾病、肌骨疾病和抑郁等健康问题的风险明显增高，如果不采取干预措施，肥胖所导致的公共健康问题将越发严重。

在全球范围内肥胖呈增长趋势，我国与西方国家相比，目前肥胖比率虽较低，但迎头赶上的趋势非常明显，腹型肥胖比例较高，城市肥胖率高于农村肥胖率，但差距在缩小，男性肥胖率比女性肥胖率增长更快，而肥胖与经济水平的关系与欧美正好相反。从全国范围来看，2017 年资料表明，35% ～ 37% 的儿童每天超过 2 小时花在电视、电脑、手机、平板电脑和电子游戏上，使得过多膳食热量摄入堆积在体内，导致了超重和肥胖的蔓延。因此，改善儿童整体健康状况已成为健康中国行动的优先内容。

科学研究表明，体力活动和合理的营养膳食对儿童保持和提高健康水平十分重要并且有益。经常参与锻炼表现出更好的身体和心理健康、更高的健康水平和更低的肥胖水平，有助于提高儿童有氧能力、增强肌肉力量和骨骼发育、改善大脑功能，以及减少压力和抑郁。科学知识的普及对减少误区十分重要，中西医结合的综合干预对儿童减重和控制肥胖是家长和医务人员目前所期待的。鉴于此，以湖南省儿童医院儿童保健所和青春期医学中心、中西医结合减重专科门诊为基础，结合每年开展的"小胖墩"瘦身夏令营干预经验和现代医学的最新成果，以家长普遍关注的问题和认识误区为切入点，总结编者多年的工作实践，编写了此书。

本书面向社会、面向家庭和儿童教育及保健工作者，希望以通俗的语言和表达方式帮助家长利用最新的儿童生长发育和肥胖控制的研究成果，了解肥胖对儿童身体的危害、熟悉儿童产生肥胖的原因、提高父母对控制儿童肥胖的信心和决心、掌握控制肥胖的关键方法、精准引导在什么情况下应该带孩子去医院接受检查治疗等。期盼本书为家长、学校教育工作者、社区工作人员、健康科普者及儿科医护人员在政策制定以及生活指导等方面提供助力，共同降低在我国儿童中快速增长的肥胖危机和引发的相关疾病风险。

中华医学会科学普及分会候任主任委员
祝益民
中国医师协会儿科医师分会副会长
2023 年 1 月

目 录

第一章
科学认识儿童肥胖

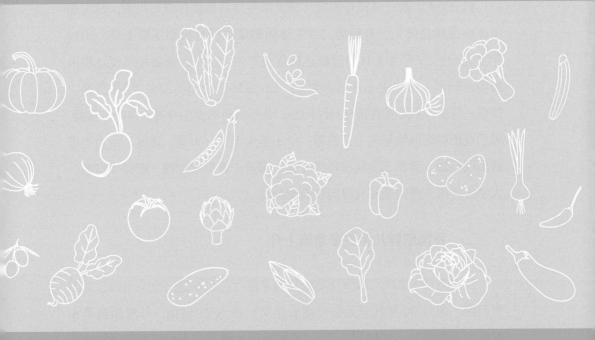

第一节　流行中的儿童肥胖

一、学生体质健康状况

自 2014 年教育部颁布实施《国家学生体质健康标准》以来，我国学生体质健康总体呈上升趋势，学生体质健康达标优良率逐渐上升。2019年全国 6～22 岁学生体质健康达标优良率为 23.8%，东部经济发达和沿海地区较高，初中生上升最为明显，13～15 岁上升 5.1%。学生身高、体重、胸围等形态发育指标持续向好。各年龄组男女生身高、体重、胸围、肺活量指标均继续呈现上升趋势，中小学生柔韧、力量、速度、耐力等素质出现好转，营养不良状况持续改善。但是，青少年近视、肥胖等问题，大学生体质下滑问题没有得到有效改善。

二、我国肥胖儿童数量急剧上升

20 世纪 80 年代，我国儿童肥胖尚未流行，也不是一个突出的公共卫生问题，但从 90 年代开始呈现增长趋势，进入 21 世纪，儿童超重率和肥胖率不断攀升。2014 年，7～18 岁城市儿童超重率和肥胖率分别达到28.2% 和 16.4%，农村达到 20.3% 和 12.8%。2019 年 10 月，世界肥胖联合会数据显示，我国肥胖儿童数量急剧上升（图 1-1）达到 3900 万，高居世界榜首；根据预测，到 2030 年将突破 6200 万，而全球预计肥胖儿童总数将达到 2.5 亿，儿童肥胖已成为 21 世纪严重的公共卫生挑战问题。

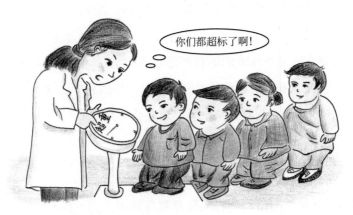

你们都超标了啊！

图 1-1　我国肥胖儿童数量急剧上升

三、城市儿童肥胖率增幅快

《中国学生体质与健康调研报告》显示，大城市的儿童肥胖率增幅十分惊人。1985—2000 年，北京城区 7 ～ 18 岁男生的肥胖率从 5.3% 上升至 27.0%，女生的肥胖率从 4.7% 上升至 25.9%。沿海大城市 7 ～ 18 岁男生肥胖率从 1991 年的 7.6% 上升至 2000 年的 23.6%，女生从 4.2% 上升至 13.6%。由于我国各地区之间经济发展水平存在差异，中小城市儿童肥胖率低于大城市，但也存在上升趋势。1985—2000 年，沿海中小城市 7 ～ 18 岁男生肥胖率从 2.7% 上升至 19.3%，女生从 0.9% 上升至 10.7%；内陆中小城市 7 ～ 18 岁男生肥胖率从 0.6% 上升至 10.3%，女生从 2.0% 上升至 6.3%。2014 年上海 7 个区县 73 所小学一年级儿童中，超重率和肥胖率分别是 46% 和 24%，已经超过美国儿童的平均水平。进入 21 世纪后，我国儿童体质健康主要指标连续多年下降，33% 的儿童存在不同程度的健康隐患，肥胖问题较为突出，儿童肥胖已呈现全国流行趋势。

四、肥胖低龄化：0～7岁儿童肥胖问题不容忽视

2017年5月《中国儿童肥胖报告》显示，自20世纪90年代以来，我国儿童的超重率和肥胖率不断攀升。1985—2005年，我国主要大城市0～7岁儿童肥胖率由0.9%增长至3.2%，肥胖人数也由141万增至404万；目前0～7岁儿童的肥胖率超过4.3%。中国疾病预防控制中心数据显示，我国5岁以下城市儿童肥胖率已上升到8.5%，如果不加控制，到2030年，我国0～7岁儿童肥胖率将还会上升。

五、我国儿童和成人肥胖的流行特征

过去的30年，超重和肥胖人数及其导致死亡的人数均呈增长趋势，2019年超重和肥胖导致的死亡人数占非传染疾病的11.1%，比1990年的5.7%增长了近1倍。根据2015年全球疾病负担研究估计，按照世界卫生组织（WHO）的肥胖及超重标准（BMI高于25 kg/m^{2}为超重，BMI高于30 kg/m^{2}为肥胖），我国成人肥胖人数仅次于美国，并且儿童肥胖人数已位于世界前列。但是，一项全国性调查显示，超过一半超重或肥胖的人认为自己不胖甚至较瘦。

《中国居民营养与慢性病状况报告（2020年）》显示，根据我国人群的标准，超过一半的成年人已经步入了超重或肥胖的行列（注：中国标准即体重指数BMI高于24.0 kg/m^{2}为超重，BMI高于28.0 kg/m^{2}为肥胖）。全国营养调查显示，成人BMI从1982年的20.9 kg/m^{2}增加到1992年的21.9 kg/m^2，从2002年的22.6 kg/m^{2}增加到2012年的23.6 kg/m^2，其中男性的增幅比女性更大，而成人的肥胖多数是由儿童肥胖而来。

我国的肥胖和国外相比有什么特点呢？

1. 腹型肥胖比例更高

在同样体重的情况下，体质偏向于让脂肪堆积在内脏周围，即相同的

总脂肪量，中国人群的内脏脂肪含量高于白人，反映在身形上就是所谓的"腹型肥胖""中心性肥胖""苹果型身材"。腹型肥胖对于健康的影响更大，同样的 BMI 更容易产生代谢综合征及各种疾病。

2. 城市肥胖率高于农村肥胖率，但差距在缩小

农村可能很快超越城市，这与全球其他中等和低收入国家的城乡间肥胖率变化一致。不同地区处在不同的营养转型阶段，农村生产方式变化大，健康知识普及少，随着不健康食物和加工食物的廉价化，农村很可能会成为未来肥胖的重灾区。

3. 男孩肥胖率比女孩肥胖率增长更快

这与社会普遍对男性肥胖的容忍度更高，男孩体重增加往往被认为是壮实魁梧，反之对女性审美则一直偏向越瘦越好，也与女孩对自己的身材要求会更高有关，因此男孩肥胖问题比女孩更严重。

4. 肥胖的经济水平与欧美相反

在欧美，社会经济地位较低的人群中肥胖较为普遍，也就是说穷人更容易胖，因为穷人的健康意识更差，生活条件更差，相比于价格高的新鲜食物更倾向于消费价格低廉的加工食物。但目前我国超重和肥胖与收入是呈正相关的，即富人更胖，尤其是男性。

第二节　胖是一种病态

一、胖不是福的表现

生活中，一些长辈将自己的儿孙喂养得白白胖胖，还念叨"能吃是福，胖是有福气的表现"。然而，从现代健康的角度来看，肥胖是一种营养不平衡的亚健康状态，而不是福气了，父母及长辈们千万不能还抱着"小时候胖不是胖"的想法，忽略儿童肥胖带来的危害。美国研究显示：过去30年间，美国儿童肥胖人数急剧增加，导致儿童心血管疾病及相关疾病的患病率随之上升，并且年龄层也有降低的趋势。我国儿童肥胖与健康数据也不容乐观，肥胖程度上升，儿童已经占肥胖患者人群的25%以上，不少儿童显现出只长胖不长个的异常发育特征，肥胖人群也呈现低龄化趋势。

二、儿童肥胖是一种疾病

世界卫生组织（WHO）已经证实，儿童肥胖是一种疾病。除了疾病本身造成肥胖外，大部分儿童的肥胖属于单纯性肥胖。单纯性肥胖多由不良生活方式、过度营养、运动不足等导致。吃得好又动得少很容易让孩子长胖。

肥胖不仅影响儿童的正常成长，而且给家庭和社会带来了沉重的经济负担。儿童肥胖不仅可以延续到成人期导致许多成人慢性病的发生，而且慢性病已经成为威胁居民健康的主要因素。国家第 3 次卫生服务需求调查显示，高血压、糖尿病、冠心病、脑卒中 4 种疾病合计归因于超重和肥胖的直接经济负担高达 211.1 亿元人民币。

过去认为只有在成人期才有的慢性病，如高血压、糖尿病、血脂异常等已经在超重和肥胖的儿童中出现，并且发生率越来越高，慢性病低龄化的趋势越来越突出。

三、政府关注儿童肥胖问题

近年来，随着社会经济的发展和人民生活水平的提高，我国儿童营养与健康状况逐步改善，生长发育水平不断提高，营养不良率逐渐下降。与此同时，由于儿童膳食结构及生活方式发生巨大变化，加之课业负担重、电子产品普及等因素，导致儿童营养不均衡、活动不足现象广泛存在，超重率和肥胖率快速上升，这已成为威胁儿童身心健康的重要公共卫生问题。如果得不到有效遏制，将极大影响年轻一代的健康水平，会显著增加成年期肥胖、心脑血管疾病和糖尿病等慢性病过早发生的风险，给慢性病防控带来巨大压力，给个人、家庭和社会带来沉重负担。

为贯彻落实健康中国行动规划纲要、中国防治慢性病中长期规划、履行联合国营养行动计划，切实遏制儿童超重肥胖快速上升趋势，2020 年，国家卫生健康委、教育部、市场监管总局、体育总局、共青团中央、全国妇联六部门联合印发《儿童青少年肥胖防控实施方案》。

目标：以 2002—2017 年超重肥胖率年均增幅为基线，综合考虑国际、国内相关文件目标要求，提出到 2020—2030 年 0～18 岁儿童超重率和肥胖率年均增幅在基线基础上下降 70% 的总体目标。同时根据各地儿童超重率和肥胖率现状，将全国各省（区、市）划分为高、中、低 3 个流行水平，针对不同流行水平的儿童超重率和肥胖率年均增幅降低目标进行了明确。

任务：以强化家庭、学校、医疗卫生机构、政府责任为核心，提出 4 项重点任务。一是强化家庭责任，充分发挥父母及看护人作用，包括帮助儿童养成科学饮食行为、培养儿童积极身体活动习惯、做好儿童体重和生长发育监测、加强社区支持等措施。二是强化学校责任，维持儿童健康体重，包括办好营养与健康课堂、改善学校食物供给、保证在校身体活动时间等措施。三是强化医疗卫生机构责任，优化体重管理服务，包括加强孕期体重管理、加强儿童体重管理、加强肥胖儿童干预等措施。四是强化政府责任，加强支持性环境建设，包括加强肥胖防控知识技能普及、强化食物营销管理、完善儿童体育设施等措施。

第三节 儿童肥胖的影响因素

一、儿童肥胖错在谁?

一般情况下,父母中有一方肥胖的,孩子将来肥胖的概率约为 25%;父母双方都肥胖的,孩子将来发生肥胖的概率达 50%～70%;父母双方均不肥胖的,孩子将来肥胖的概率只有 10%～14%。遗传的易感性是先天的因素,但是否发生发展成肥胖在很大程度上还是取决于后天的因素,就是行为和生活方式(图 1-2)。即使没有遗传易感性,由于行为和生活方式的改变也可以导致肥胖。概括起来,儿童肥胖的发生受遗传、环境和社会文化等多种因素的影响。

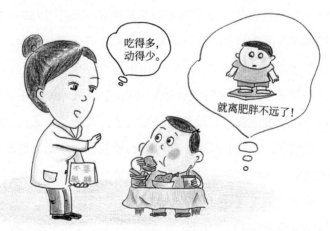

图 1-2 儿童肥胖的因素与行为和生活方式相关

二、儿童肥胖的影响因素有哪些呢？

（一）遗传是肥胖的基础

为什么有的人怎么吃都不胖，有的人喝凉水都长肉？科学表明，遗传因素在肥胖中起着重要作用，研究发现，瘦和胖也是由基因决定的，并且遗传对孩子的生长发育有很大的影响，父母双方、仅父亲或仅母亲超重或肥胖的，儿童发生超重或肥胖的危险分别是父母双方均为正常体重儿童的4.0 倍、3.1 倍和 2.7 倍。因此，有肥胖家族史者，应在孩子生长发育早期提供健康的食物和建立良好的生活方式。

（二）身体内存在肥胖基因

与肥胖相关性较强的基因是 FTO 基因。FTO 基因也叫"肥胖基因"，研究发现，改变肥胖相关基因的表达能产生行为上的变化，如缺乏其基因的小鼠降低了对甜食的兴趣。肥胖相关的 FTO 基因也是人类甜食偏好的一个有力预测因子，表明该基因除了控制代谢以外，也会影响行为功能，导致新陈代谢和食物偏好的差异。

（三）母亲孕期发福导致先天性肥胖

母亲在孕期体重增长过快不但对其自身健康不利，还可能导致胎儿出生后就出现先天性肥胖。美国波士顿儿童医院采集了 1989—2003 年美国密歇根和新泽西两个州 51.35 万个母亲和 110 万个婴儿数据。结果显示，孕期体重增加超过 24 kg 的初产妇比体重增加不足 10 kg 的初产妇出生的婴儿体重平均多 150 g。许多孕妇因为担心孕期营养摄入不足使胎儿出生时体重过轻而过度进食，导致孕妇孕期发胖，可能变为永久性肥胖，增加患癌症、过敏症、哮喘的概率，同时增加婴儿在成年后易患糖尿病或心血管疾病的风险。因此，孕期过度发福会对婴儿及母体产生负面影响。肥胖孕妇生产时胎儿死亡率为 0.75%，非肥胖孕妇仅为 0.53%。建议体重正常女性孕期体重增加 11～16 kg 为合理，超重女性在孕期增重 6.8～11 kg

比较合理，而肥胖女性在孕期应当将体重增加值控制在 5 ～ 9 kg。

（四）饮食因素

在儿童生长发育的过程中，需要不断从食物中获取各种营养，尤其需要充足的热量、优质蛋白质和脂肪、维生素、微量元素和矿物质。如果食物品种丰富均衡，对孩子的生长发育会产生积极的影响；如果膳食结构不合理，进食过度与不良饮食行为会成为儿童肥胖发生的重要因素。不健康的饮食行为，如母亲孕期营养过剩使胎儿出生体重超重；婴儿期过度喂养和过早添加辅食；儿童期的过量进食；饮食结构重肉轻蔬，进食高脂快餐、含糖饮料、甜点、油炸食品等高能量食物均可能引起肥胖。

（五）饮食习惯

随着生活水平的提高，人们饮食习惯发生了显著变化，儿童肥胖最突出的原因是饮食习惯不合理。很多儿童肥胖症的孩子喜欢吃高热量的食物且经常吃零食。导致儿童肥胖的不良饮食习惯主要有：①不吃早餐等：不吃早餐或不规律进食早餐或早餐食物种类单一。②喜食甜食：经常吃零食，尤其是甜品、含糖饮料等。③常吃快餐：经常吃高盐、高糖和高脂肪快餐。④暴饮暴食：喜油腻食物，尤其是夜宵。

（六）父母饮食行为对儿童的影响

儿童肥胖与父母的饮食行为有很大关系，婴儿期肥胖的主要原因在于配方奶喂养、过度喂养、过早添加辅食及以牛奶或果汁代替喝水。幼儿期为满足孩子对零食的需要，给孩子准备热量高、重口味的零食，如薯片、糖果、冰激凌等。儿童期给予各式方便制作或购买的速食（汉堡、炸鸡、薯条）、饮料等。儿童期肥胖还与家庭的饮食习惯有关，如父母是否吃零食、是否吃早餐及父母的口味清淡与否有关。与其说"孩子遗传了父母的体质"，不如说"孩子遗传了父母的饮食习惯"。

（七）婴儿时期食用营养过高奶粉

家长们都希望宝宝长得结实，因此认为婴儿饮食的营养成分越高越好，研究显示，如果婴儿长期食用营养成分过高的奶粉，发生肥胖的风险高于食用普通奶粉者。英国伦敦大学跟踪调查了 200 多名婴儿的成长情况，其中部分婴儿采用增强营养的奶粉喂养，发现到 5 ～ 8 岁时，体内脂肪含量要高出 22%～ 38%。研究还认为，约 20% 的成年肥胖者与其婴儿时过度喂养有关。同时，该研究的结果还支持母乳喂养，与食用奶粉相比，母乳喂养导致肥胖的可能性较小。

（八）油和肉吃得太多

过去几十年中，我国居民饮食结构和各种营养素的摄入发生了巨大的变化，膳食模式已经从传统的粗粮和蔬菜等植物性食物为主逐渐转变为更加西方化的饮食模式，动物来源食物摄入增加，精制谷物为主，高糖和高脂的超加工食物摄入量也在增加。1982—2012 年这 30 年间，虽然总能量摄入变化不大而且有小幅下降，但每日脂肪摄入的绝对值和占总能量百分比都在上升，脂肪占总能量摄入比例从 18.4% 上升到 31.5%，动物来源的食物从每日 60.7 g 增加到 162.4 g，主要是由于食用油和肉类摄入增加。在全球范围内，中国等东亚国家动物类食物摄入增加最快。加工和包装食品、饮料消费量增加，蒸、烘焙、煮等烹饪方式相关食品消费减少，油炸食品消费增加，饮食结构越来越不健康。相关数据显示我国肥胖是伴随着脂肪摄入量增加而发生的。

（九）体力活动减少

运动能够促进孩子的生长发育、改善体质、加快身体新陈代谢，还可以让孩子的呼吸系统、运动系统和心血管系统的功能更加完善，骨骼和肌肉得到足够的锻炼。现在的孩子缺少与外界交流的机会，集体活动的机会也很少，学校体育课及整体活动减少，户外活动少，运动强度低，以车代步、看电视、玩游戏、玩手机等时间过长，静坐为主的生活方式增多，这都是儿童肥胖发生的危险因素。

（十）睡眠不足

随着经济水平及生活水平的提高，工作和学习压力增加，高科技及电子产品的盛行，这些都改变了人们的生活方式，使得人们进入睡眠的时间越来越晚，睡眠的时长越来越短，因此除了膳食结构、活动不够，睡眠不足也是重要的"肥胖因素"。中国营养学会建议学龄前儿童每天要睡12小时以上，小学生每天至少要睡10小时。

第四节　儿童肥胖对健康的危害

一、"健康的胖子"不存在

现代父母特别关心自己的健康和身材，但对孩子，认为小时候胖不是问题，因而忽视了孩子肥胖的潜在隐患。近年来儿童肥胖的人数明显增加，目前认为 50 余种疾病与肥胖有关，肥胖既是一种疾病，也是许多慢性病的根源。

世界卫生组织（WHO）已将肥胖症列为一种疾病。据研究显示，12岁前肥胖的儿童，将来仍然肥胖的概率男性是 86%、女性是 88%；而体重正常的儿童，其成年后发生肥胖的概率男性只有 18%、女性是 42%。

二、肥胖是一种儿童成人病

为什么越来越多的儿童会早早患上本来只属于成人专属的慢性病？其中一个共同原因就是肥胖！高血脂、高血压、糖尿病、脂肪肝等都与肥胖有关（图 1-3）。所以，随着"小胖墩"数量的快速增长，这些病也就越来越早、越来越多地出现于儿童之中。肥胖孩子比正常孩子患高血压的风险要高，发生脂肪肝的比例在 15% 左右，特别是腹围大的胖子患糖尿病的可能性就更大。肥胖孩子还容易出现骨质疏松，胖的时间越长，孩子出现各种慢性病的可能性越高，有的还可能出现好几种慢性病。即使这些肥胖并发症在儿童时期没有表现，但如果肥胖不改善，成年后发生疾病的风险远远大于正常儿童。

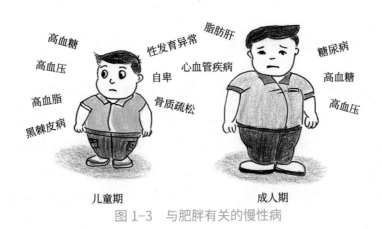

图 1-3　与肥胖有关的慢性病

三、儿童肥胖会带来哪些风险？

肥胖是健康的最大"天敌"，已经证实，超重会增加患心脑血管疾病、肿瘤和糖尿病的风险，且肥胖者因为身体更加脆弱，更容易患关节疾病，以及肝脏、肾脏疾病等。研究显示：儿童肥胖与青少年过早死亡的风险增加有关，并与焦虑和抑郁症的风险增加有关。约有 60% 的超重肥胖儿童伴有至少一种心血管疾病的风险，如高血压、高血脂或高血糖。如果学龄前超重或肥胖，血压高的风险比正常儿童增加 1.5 倍左右；儿童肥胖患高血压的风险是正常体重儿童的 3～4 倍，成年期发生糖尿病的风险是正常体重儿童的 2.7～4.3 倍，发生代谢综合征的风险是体重正常人群的 9.5 倍。超重、肥胖儿童发生高三酰甘油血症的风险分别是正常体重儿童的 2.6 倍和 4.4 倍。肥胖还可诱发非酒精性脂肪性肝病、肝功能损害、睡眠呼吸暂停、心肺功能不全、性发育异常、癌症等，对儿童心理、行为、认知及智力产生不良影响，使得孩子自我意识差，自我评价低，学习能力下降，自卑、缺乏自信、不合群，比正常体重的孩子有更多的焦虑、抑郁，幸福感和满足感较差。

肥胖儿童还容易出现毛囊角化、黑棘皮病等，也可能出现免疫功能低下，以及微量元素缺乏，如铜、锌缺乏等。

四、对心血管系统的危害

根据 2019 年《柳叶刀：儿童与青少年健康》一项研究显示，肥胖儿童血管在 10 岁左右就开始变得僵硬。该研究长期追踪 3423 名儿童的肥胖，观察受试者至 17 岁时动脉血管的僵硬程度，结果发现体脂含量与动脉僵硬度呈正相关，动脉僵硬度高是动脉粥样硬化的信号，并可增加心梗、中风发生率和心血管疾病死亡率。肥胖儿童血脂高、血脂紊乱是动脉粥样硬化的高危因素。

肥胖导致心脏结构和血流动力学的变化。①体内堆积过多脂肪，心脏的输出量大。②睡眠过程中会出现呼吸暂停或肺通气不足，导致肺动脉高压。③出现血管内皮功能异常，主动脉、颈动脉内膜增厚。④肥胖儿童一般患有高血压，血脂可增高，这是动脉粥样硬化的高危因素。

五、儿童高血压

儿童高血压是指学龄前儿童血压高于 110/70 mmHg，学龄儿童血压高于 120/80 mmHg，12 岁以上血压高于 130/90 mmHg。7 ～ 18 岁男、女儿童凡收缩压和（或）舒张压≥同性别、同年龄、同身高血压百分位 P95 者为血压偏高。据调查，肥胖儿童患高血压的危险是非肥胖儿童的 3 倍。我国中小学生高血压患病率为 14.5%，男生为 16.1%，女生为 12.9%，儿童高血压占全部高血压患者的 4% ～ 5%，30% ～ 40% 的儿童原发性高血压都与肥胖有关。因为肥胖儿童身体体积增大，使代谢总量及身体耗氧量增加，这就使心脏负担明显加重，血压也随之上升。

肥胖者血液中脂质成分增加，容易导致动脉粥样硬化、血管弹性减弱，进而诱发高血压。儿童高血压可持续至成年，在没有干预的情况下，约40%的高血压儿童发展成为成年高血压患者。高血压儿童在成年后发生心血管疾病及肾脏疾病的风险明显增加。

六、儿童脂肪肝

肥胖儿童患脂肪肝的概率非常高。一旦肥胖，体内的脂肪含量非常高，脂肪在肝细胞当中堆积，从而导致脂肪肝的出现。肥胖时，肝脏的消化、代谢、排毒功能降低，不但容易患上脂肪肝，还会形成慢性肝脏损伤。重度肥胖儿童脂肪肝发病率可高达80%（图1-4）。

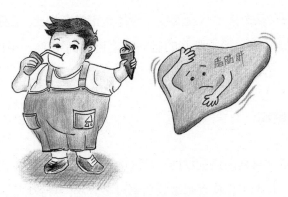

图1-4　重度肥胖儿童脂肪肝

儿童脂肪肝患者与健康孩子在外形上有很大区别，如果孩子长得白白胖胖、肚子上的肉特别多、身上的肉软软的，90%是儿童脂肪肝患者，这时最好给孩子做B超检查确诊。患有脂肪肝后，常常会有厌食或消化不良。与肥胖有关的非酒精性脂肪肝有可能发展成肝纤维化或肝硬化，这些人大多数没有明显症状，有些会有右上腹不适或疼痛，有些皮肤出现蜘蛛痣，甚至黄疸及肝性脑病。一项对 66 例儿童脂肪肝长达 20 年随访研究显示，其中 2 例（3.03%）脂肪肝患儿进行了肝移植，30.8% 再次肝活检纤维化出现进展，脂肪肝患儿的寿命较无脂肪肝儿童明显缩短。

七、胃食管反流病

胃食管反流病是一种常见的消化系统疾病，是胃内容物反流引起的不适症状或并发症的一种疾病，其典型症状是上腹痛和"烧心"，胃内容物反流入食管会破坏脆弱的食管黏膜，导致炎症反应、溃疡形成，如果胃食管反流病得不到及时医治，患儿成年后患食道癌的风险会增加。肥胖者腹部堆积过多脂肪，腹腔压力加大，易使胃部胃酸及内容物出现反流。美国科研人员研究发现，肥胖会提高儿童患胃食管反流病的风险。研究人员分析了 60 多万名 2～19 岁幼儿和青少年的相关数据发现，1.5%的男孩和 1.8%的女孩患胃食管反流病，与体重正常者相比，肥胖儿患胃食管反流病的风险较高，严重肥胖的患病概率可提高 40%，中度肥胖可提高30%。

八、糖尿病

肥胖儿童常喜食高热量食物，如甜食、含糖饮料、油炸食品及主食等，进食量较多，长期不良饮食刺激胰岛素过多分泌，导致肥胖儿童出现高胰岛素血症，为维持糖代谢需要，长期被迫分泌大量胰岛素，导致胰岛分泌功能异常，甚至衰竭，发生 2 型糖尿病的概率明显升高。资料表明，在过去的 10 年中，患 2 型糖尿病的儿童数量增长速度已经令人担忧。

九、内分泌紊乱与性发育障碍

肥胖不仅皮下脂肪堆积，而且内脏器官也在不断脂肪化，垂体脂肪化会促使性腺激素分泌减少，影响雄性激素的分泌和释放，致使血中雄激素与雌激素的比例失调，导致内分泌紊乱，肥胖时女性雄激素分泌增多、雌激素减少，影响卵巢发育，造成女性出现多囊卵巢综合征、不孕等。男孩肥胖会出现阴茎发育不良。

十、性早熟

营养改善、生活水平提高使得每 10 年女孩初潮年龄大约提前 1 年。儿童性成熟提前是从发展中国家向发达国家过渡过程中儿童生长发育难以避免的长期趋势。过去 40 年间，中国女孩初潮年龄从 14.38 岁提前至 12.33 岁。上海 1950 年为 15.9 岁，1990 年提前至 12.75 岁；北京 1960 年为 14.5 岁，1990 年提前至 12.6 岁；广州 1990 年为 13 岁，2006 年已提前至 11 岁。

性早熟是指女孩在 8 岁前，男孩在 9 岁前出现第二性征或女孩在 10 岁前出现月经初潮。性早熟发生的原因非常复杂，一般认为是遗传因素与生活环境因素相互作用的结果。除去病理性原因，饮食结构不合理、营养搭配失衡都可能提早启动第二性征的发育，肥胖成为性早熟的高风险因素（图 1-5）。儿童体重达到 35 ～ 45 kg，就达到性发育启动的阈值。肥胖女孩一旦体内的脂肪含量达到一定数值，身体就会启动性腺轴，从而使得性发育提前开始。肥胖男童血睾酮含量及女童血清脱氢表雄酮含量明显高于正常儿童，体脂增多可引起肾上腺激素分泌量增多，使下丘脑对循环中性激素阈值的敏感性降低，出现性早熟。

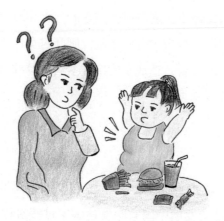

图 1-5　肥胖女孩出现性早熟

十一、对呼吸系统的影响

　　肥胖儿童的脂肪堆积可能会导致咽壁肥厚、软腭肥大、咽腔狭小，使其易发睡眠呼吸暂停综合征，其发生率是体重正常孩子的 4～6 倍。研究发现，肥胖可以导致哮喘严重程度升高、肺功能异常、药物控制欠佳，肥胖儿童胸壁脂肪堆积，压迫胸廓扩张之受限，进而出现顺应性降低、横膈运动受限，影响肺通气功能，使呼吸道抵抗力降低，易患呼吸道疾病（图 1-6）。

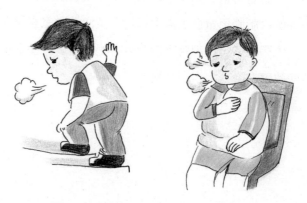

图 1-6　肥胖儿童易患呼吸道疾病

十二、对运动系统的影响

肥胖给骨骼肌肉系统造成过量压力，易导致关节、骨骼及肌肉损伤。由于肥胖患者的膝关节、踝关节等部位比常人负重更多，所以关节磨损问题严重，更易发生骨关节炎。肥胖对身体骨骼造成的压力过大，可导致儿童生长板受到伤害，从而造成膝外翻、髌骨疼痛、扁平足之类的疾病。肥胖儿童的骨骼过于脆弱以至无法承担巨大的体重，增加肥胖儿童患骨质疏松及骨折的概率。

十三、对心理的影响

除了对躯体健康的伤害外，肥胖儿童心理健康问题同样不容忽视，肥胖儿童在社交中易受到他人的嘲笑欺凌，导致孩子性格孤僻，与他人疏远，自尊心低下，焦虑或抑郁，久而久之容易让孩子产生行为和认知上的障碍。这种对心理行为的不良影响，常潜在地影响孩子正常的身心发育。社会对女孩在外形上的要求往往比男孩更高，因此女孩更加容易为此焦虑。肥胖儿童性发育提前会产生对性的迷惑、恐惧、焦虑等不良心理状态，影响儿童学习和生活。

第二章

儿童体重管理与肥胖评估

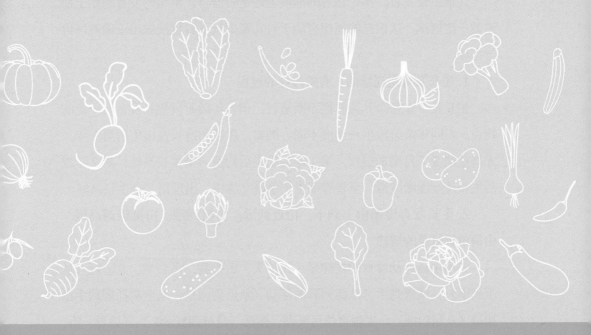

第一节　儿童生长发育规律

一、儿童生长发育的特点

儿童生长发育，不论在总的速度上还是各器官、系统的发育顺序上都遵循一定规律。认识总的规律有助于对儿童生长发育状况做出正确的评价与指导。

1. 生长发育是连续的、有阶段性的过程

生长发育在整个儿童时期不断进行，但各年龄阶段生长发育有一定的特点，不同年龄阶段生长速度不同。例如，体重和身长在出生后第1年，尤其是前3个月增加很快，第1年为出生后的第一个生长高峰；第2年以后生长速度逐渐减慢，至青春期生长速度又加快，出现第二个生长高峰。

2. 生长发育遵循由上到下、由近到远、由粗到细、由低级到高级、由简单到复杂的规律

如出生后运动发育的规律是：先抬头、后抬胸，再会坐、立、行（从上到下）；从臂到手，从腿到脚的活动（从近到远）；从全掌抓握到手指拾取（从粗到细）；先画直线后画圈、图形（简单到复杂）；先会看、听、感觉事物，认识事物，发展到有记忆、思维、分析、判断（低级到高级）。

3. 生长发育的个体差异

儿童生长发育虽按一定总规律发展，但在一定范围内受遗传、环境的影响，存在着相当大的个体差异，每个人生长的"轨道"不完全相同。因此，儿童的生长发育水平有一定的正常范围，所谓的正常值不是绝对的，评价时必须考虑个体不同影响的因素，才能做出正确的判断。

4. 生长发育各系统器官不平衡

人体各器官系统的发育顺序遵循一定规律，如神经系统发育较早，大脑在生后2年发育较快；淋巴系统在儿童期迅速生长，于青春期前达高峰，以后逐渐下降；生殖系统发育较晚。其他系统，如心、肝、肾、肌肉的发育基本与体格生长相平行。这种各系统发育速度的不同与其在不同年龄的生理功能有关。

二、影响生长发育的因素

1. 遗传因素

细胞染色体所载基因是决定遗传的物质基础。父母双方的遗传因素决定小儿生长发育的"轨道"，或特征、潜力、趋向。种族、家庭的遗传信息影响深远，如皮肤、头发的颜色、面型特征、身材高矮、性成熟的迟早、对营养素的需要量、对传染病的易感性等。严重影响生长的遗传代谢缺陷病、内分泌障碍、染色体畸形等，更直接与遗传有关。

2. 环境因素

（1）营养：儿童的生长发育，包括宫内胎儿生长发育和生后营养状况。胎儿生长发育需充足的营养素供给。当营养素供给比例恰当，加之适宜的生活环境，可使生长潜力得到最好的发挥。宫内营养不良的胎儿不仅体格生长落后，严重时还影响脑的发育；生后营养不良，特别是第1～2年的严重营养不良，可影响其体重、身高及智能的发育，使身体免疫、内分泌、神经调节等功能低下。

（2）疾病：疾病对生长发育的阻扰作用十分明显。急性感染常使体重减轻；长期慢性疾病则影响体重和身高的发育；内分泌疾病常引起骨骼生长和神经系统发育迟缓；先天性疾病，如先天性心脏病时生长迟缓。

（3）母亲情况：胎儿在宫内的发育受孕母生活环境、营养、情绪、疾病等各种因素的影响。母亲妊娠早期的病毒性感染可导致胎儿先天畸形；妊娠期严重营养不良可引起流产、早产和胎儿体格生长及脑的发育迟缓；妊娠早期受到某些药物、X线照射、环境中毒物和精神创伤的影响，可使胎儿发育受阻。

（4）生活环境：生活环境对儿童健康的重要作用往往易被家长和儿科医生忽视。良好的居住环境，如阳光充足、空气新鲜、水源清洁、无噪音、居住条件舒适，配合良好的生活习惯、科学的护理、良好的教养、健康的体育锻炼、完善的医疗保健服务等都是促进儿童生长发育达到最佳状态的重要因素。随着社会的进步、生命质量的提高，生活环境的好坏在一定程度上决定儿童生长发育的状况。

三、体格生长评价常用指标

体格生长应选择易于测量、有较大人群代表性的指标来指示。一般常用的形态指标有体重、身高（长）、头围、胸围、上臂围等。

1. 体重

体重为各器官、系统、体液的总重量，是代表体格生长，尤其是营养情况最易取得的重要指标。

新生儿出生体重与胎次、胎龄、性别及宫内营养状况有关。平均男婴出生体重为（3.3±0.4）kg，女婴为（3.2±0.4）kg。正常足月婴儿出生后第1个月体重增长1～1.5 kg，生后3个月体重约等于出生时体重的2倍，12个月时约为出生时的3倍（9 kg），是生后体重增长最快的时期，系第一个生长高峰；生后第2年体重增加2.5～3.5 kg，2岁时体重约为出生时的4倍（12 kg）；2岁至青春前期体重增长减慢，年增长值约2 kg。为便于日常应用，可按以下公式粗略估计小儿体重。

1～6个月：体重（kg）= 出生体重（kg）+ 月龄×0.7（kg）

7～12个月：体重（kg）= 出生体重（kg）+ 6×0.7（kg）+（月龄 −6）× 0.4（kg）

1～6岁：体重（kg）= 年龄（岁）×2（kg）+8（kg）

2～12岁：体重（kg）= 年龄（岁）×3（kg）+2（kg）

2. 身高（长）

身高（长）指头部、脊柱与下肢长度的总和。多数3岁以下儿童立位测量不易准确，应仰卧位测量，称为身长。立位与仰卧位测量值相差1～2 cm。身高（长）的增长规律与体重相似，年龄越小增长越快，也出现婴儿期和青春期二个生长高峰。出生时身长平均为50 cm，生后第1年身长增长最快，约长25 cm，1岁时身长约为75 cm；第2年身长速度减慢，长10 cm左右，即2岁时身长约85 cm；2岁以后身高每年增长5～7 cm。2～12岁身高粗略估计为：身高（cm）= 年龄×7+77（cm）。

身高（长）所包括的3部分即头、躯干（脊柱）和下肢的增长速度并不一致。第1年头部生长最快，躯干次之，而青春期身高增长则以下肢为主，故各年龄头、躯干和下肢占全身长的比例各不相同。出生时上部量大于下部量，中点在脐上，随着下肢长骨增长，中点下移，2岁在脐下，6岁时在脐与耻骨联合上缘之间，12岁恰位于耻骨联合上缘，此时上部量与下部量相等。

3. 其他

头围的增长与脑和颅骨的生长有关，胎儿期脑生长居全身各系统的领先地位，故出生时头相对大，平均为32～34 cm，1岁时约为46 cm；生后第2年增长减慢，约为2 cm；2岁时头围约为48 cm；2～15岁头围仅增加6～7 cm。

胸围代表肺与胸廓的生长。出生时胸围为32 cm，略小于头围1～2 cm。1岁左右胸围约等于头围。1岁至青春前期胸围超过头围的厘米数约等于小儿岁数减1。

　　上臂围代表肌肉、骨骼、皮下脂肪和皮肤的生长。1岁以内上臂围增长迅速，1～5岁增长缓慢为1～2 cm。因此，有人认为在无条件测体重和身高的地方，可用左上臂围测量筛查5岁以下儿童营养状况：>13.5 cm为营养良好；12.5～13.5 cm为营养中等；< 12.5 cm为营养不良。

第二节　儿童体重管理与监测

一、体重的测量方法

初生儿用婴儿磅秤，最大载重限 15 kg，准确读数至 10 g；亦可用电子秤或特制木杆式市秤，最大载重限 10 kg，准确读数至 50 g（可用目测估计使读数至 10 g）。1 月龄至 7 岁所用者最大载重 50 kg，准确读数不超过 50 kg；8～17 岁所用者最大载重 100 kg，准确读数不超过 100 g。

测量前，被测者应先排大小便，然后脱去鞋、袜、帽子和外面衣服，仅穿背心（或短袖衫）、短裤衩。婴儿卧于秤盘中（无婴儿磅秤者可于台秤上放一个固定重量的箩，称后减去箩重），1～3 岁小儿可坐位测量，3 岁以上站立在踏板中央部位，两手自然下垂，不可摇动或接触其他物体，以免影响准确性。先加砝码于横杆的自由端，再调整游锤，直到杠杆呈正中水平位。将砝码及游锤所示读数相加，以千克（kg）为单位，记录至小数点后两位。

若用木杆式市秤，可将吊绳固定于支架（柱）上，以利于工作。当横杆与地面或桌面平行时，秤盘不可远离地面或桌面（20～30 cm 即可），以防在调整秤锤时发生意外跌伤。

量具应经常检修，保证各部件灵活准确，大数量测量前必须经衡器厂检修站检修合乎标准。测量时应将体重计平稳地放在地上，查看底踏板下的挂钩是否联结好，再检查零点，当体重计没有任何移动时，其"零"点应不会改变。在每天上、下午测量前及测量中均应检查"零"点一次。

二、身长（高）的测量方法

身长（高）指从头顶到足底的全身长度。3岁以下小儿量卧位的身长。小儿去鞋袜，仅穿单裤，仰卧于量床底板中线上，助手固定小儿头使其接触头板。此时儿童仰卧位，两耳在同一水平上，两侧耳珠上缘和眼眶下缘的连接线构成与底板垂直的想象平面。测量者位于小儿右侧，左手握住两膝，使两下肢互相接触并贴紧底板，右手移足板，使其接触两侧足跟。双侧有刻度的量床应注意两侧读数一致；若用无围板的量床或携带式量板，应注意足板底边与量尺紧密接触，使足板面与后者垂直，读刻度，记录到0.1 cm。

3岁以上小儿和青少年量身高。测量时被测者脱去鞋、袜、帽子和衣服，仅穿背心和短裤衩，立于木板台上，取立正姿势，两眼直视正前方，胸部稍挺起，腹部微后收，两臂自然下垂，手指并拢，脚跟靠拢，脚尖分开约60°，脚跟、腿部和两肩胛角间（如利用墙壁钉软尺测量时，则是两肩胛角）几个点同时靠着（接触）立柱，头部保持正直位置。测量者手扶滑测板，使之轻轻向下滑动，直到板底与颅顶点（颅顶部正中线之最高点）恰相接触，此时再观察被测者姿势是否正确，待校正符合要求后读取滑测板底面立柱上所示数字，以厘米为单位，记录至小数点后一位。注意测量者的眼睛要与滑测板在一个水平面上。

量具的木材应为不受热胀冷缩影响及不易裂缝材料，软尺宜用布质涂漆者材料，不宜用伸缩性较大的纯塑料。用前应检查量床有无裂缝，头板是否与底板成直角，足板是否歪斜；身长计的立柱与木板台是否固定牢靠，木板台是否放置平稳，立柱与滑测板的位置是否正确，并用标准尺（两米长，有精确到毫米刻度的钢尺）检查量床及立柱上的刻度是否准确，若全长（2 m）和标准尺相差 0.5 m 以上则不能使用。选择软尺时亦同此要求。

三、皮下脂肪的测量方法

测量时用左手拇指及食指在测量部位捏起测量皮肤，捏时两指的距离为 3 cm（图 2-1）。右手提量具，张开两钳，使其从皮折的两旁伸下并钳住皮折两面。由表面上的指针或在刻度上读数至 0.5 mm。若用工业式卡尺，由两人协作进行，助手在测量部位用两手同时捏起皮折，测量者先旋开卡尺至适当距离，提尺使两钳在助手两手的指间垂直往下，直至皮折的底部。然后一手提尺柄，另一手旋转精微旋头，直至不再转动为止，读刻度。在取开卡尺时应先旋开两钳，以免引起疼痛。

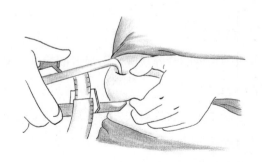

图 2-1　皮下脂肪测量方法

量具可用工业用精密卡尺，或带有百分表的 Harpenden 式量具，或有适当明显刻度的、带有弹簧的普通小卡尺。任何式样量具，其钳住皮肤的钳板大小均应为 0.6 cm ×1.5 cm，平面应在任何厚度时均能互相平行，以利于均匀地接触皮肤。带有弹簧的量具，弹簧的牵力应保持恒定，约 15 g/mm^2。测量前应检查量具的钳板是否灵活。有百分表的量具，在使用前调整指针至"零"，扳开及放回两钳反复 3 次，放回时指针应回至"零"点。不同部位捏起皮折的方向如下：

面颊部：拇指固定于小儿嘴角外侧，食指对着耳垂，两指相距约 3 cm，捏起皮折，捏得稍紧一些，但不应过重，以免引起疼痛。

腹部：锁骨中线上平脐处，皮折方向与躯干长轴平行，指距与测法同上。

背部：在肩胛下角下稍偏外侧处，皮折自下侧至上中方向，与脊柱约成 45°角。

腰部：侧卧或直立位，在腰部，沿腋中线，在髂峰与放低肋骨之间，皮折自后上向前下方向，与腋中线约成 45°角。

大腿部：大腿屈曲外展，在其内侧上 1/3 及中 1/3 交接处捏起皮折，方向与大腿长轴平行。

四、儿童常用的体格评价指标

1. 年龄的体重（W/A）
体重变化主要反映短期的营养状况，用于近期营养状况的监测。

2. 年龄的身高（H/A）
婴儿早期身长生长主要与营养有关，婴儿后期与幼儿早期变化反映长期状况，用于远期营养状况的监测。

3. 身高的体重 [W/L（H）]
代表身高、体重的匀称性或比例，即每厘米身高的标准体重，是可判断儿童近期营养状况的常用参数，避免年龄别体重、年龄别身高中矮胖、瘦高体型的误导因素。

五、儿童体格评价的常用方法

儿童处于快速生长阶段，身体形态及各部分比例变化较大。充分了解儿童各阶段生长发育的规律、特点，正确评价儿童生长发育，及早发现问题，给予适当的指导与干预，对促进儿童的健康十分重要。

正确评价儿童体格生长状况，必须注意采用准确的测量用具及统一的测量方法，定期纵向观察。同时有可用的参考人群值，参照人群值的选择决定评价的结果。WHO 推荐美国国家卫生统计中心汇集的测量资料作为国际参照人群值。中国卫生部建议采用 1995 年中国九大城市儿童的体格生长数据作为中国儿童参照人群值。目前对儿童常用的体格发育的评价方法主要是利用均值加减标准差或直接用百分位数进行分级。根据要求的不同可分为三等级、五等级、六等级等，目前最常用的为五等级划分方法（表 2-1）。

表 2-1 五等级划分方法

等级	离差法	百分位数法
上	$> \bar{x}+2\,SD$	$> P_{97}$
中上	$\bar{x}+(1 \sim 2\,SD)$	$P_{75 \sim 97}$
中	$\bar{x} \pm SD$	$P_{25 \sim 75}$
中下	$\bar{x}-(1 \sim 2\,SD)$	$P_{3 \sim 25}$
下	$< \bar{x}-2\,SD$	$< P_3$

1. 离差法（标准差法）评价

是我国最常用以表示发育水平的方法。适用于常态分布，以均值为基值，以标准差为离散值，根据离差范围的不同分成三等级或五等级。

2. 百分位法

适用于正态与非正态分布状况，第 3 百分位数值相当于离差法的均值减 2 个标准差，第 97 百分位数值相当于离差法的均值加 2 个标准差。

3. 曲线图

常用生长发育图，根据不同性别的各年龄组正常儿童的体格生长资料制成的参考曲线，可连续观察儿童生长速度，方法简便。

六、生长曲线图应用

根据 WHO 2006 年或我国城市 2005 年不同性别的各年龄组正常儿童的体格生长指标制成参考曲线图。每次测量后，要及时、准确填写测量日期和测量数值，在图中的测量日期和测量数值的空格里如实填写。将儿童的体格发育指标标记在曲线图上，进行比对。评价儿童体重、身高、头围曲线的变化趋势，并分析可能原因；根据儿童体格曲线图的变化趋势及原因，指导家长采取相应干预措施。

1. 体重 / 年龄生长曲线

体重曲线可动态观察儿童营养状况的发展变化趋势。随年龄增长，儿童的体重生长水平在正常范围内呈上升趋势，提示儿童营养状况良好；若体重生长曲线低于 P_3（正常范围以下），或 2 次连续体重测量值不增、曲线持平或下降，提示儿童存在营养不良或有潜在营养不良的危险因素；若连续体重测量值高于 P_{97}（正常范围以上），提示可能有营养过剩的趋势。

2. 身长 / 年龄曲线

随着年龄增长，儿童的身长（身高）生长曲线应在正常范围内呈上升趋势，表示儿童生长状况良好；若儿童身长（身高）生长曲线低于生长参数曲线 P_3，或身长（身高）生长曲线有下降的趋势，提示儿童存在生长迟缓或有潜在生长迟缓的危险因素；若连续两次身长（身高）测量值相等或此次身长（身高）测量值低于前次，提示测量错误。

3. 体重 / 身长（身高）曲线

随年龄增长，儿童的体重 / 身长（身高）曲线应处于稳定水平；在正常范围内呈上升趋势，表示儿童生长状况良好；若体重 / 身长（身高）水平低于生长参数曲线的 P_3（正常范围以下），提示儿童存在消瘦或营养不良的危险因素，若体重 / 身长（身高）曲线超过生长参数曲线的 P_{97}（正常范围以上），提示儿童存在超重或肥胖的不良危险因素。图 2-2 根据 2005 年九省 / 市儿童体格发育调查数据研究制定。

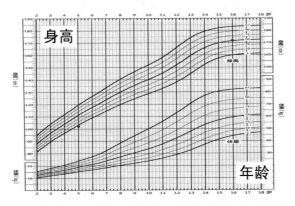

图 2-2　中国 2~18 岁男童体重 / 身长（高）百分位曲线图

4. 体块指数 / 年龄生长曲线

2 岁以上儿童也可应用体块指数 / 年龄评价身长、体重发育匀称状况，若儿童体块指数 / 年龄生长曲线低于生长参数曲线的 P_5 或超过生长参数曲线的 P_{85}，提示消瘦或超重。

5. 头围 / 年龄曲线

根据头围/年龄曲线可动态观察儿童颅骨与大脑的发育发展变化趋势。随着年龄增长，2 岁前儿童的头围应与体重、身长发育平行，曲线在正常范围内呈上升趋势，若头围生长水平低于生长参数曲线的 P_3（正常范围以下），提示可能有小头畸形，或超过生长参数曲线的 P_{97} 曲线（在正常范围以上），要警惕或颅内病变，如脑积水、肿瘤等。

生长监测图是根据体格发育指标绘制的图，在散居儿童保健中正确使用生长监测图，可以纵向了解个体儿童的生长发育情况，及时发现其生长偏离并给予指导。

监测频次：定期连续地测量个体儿童的体重，测量月龄与次数，因儿童月龄不同而各异，一般是生后 6 个月内每个月测 1 次，6 ～ 12 个月每 2 个月测 1 次，1 ～ 2 岁每 3 个月测 1 次，2 岁以后每半年测 1 次，3 岁以后每年测 1 次。

第三节　儿童肥胖评估

一、怎么知道宝宝超重？

一般来说，通过目测就能做一个大致的判断，每一位家长都可以做到。如果想更精确一点，可以用孩子身高和体重的比值来衡量。具体计算方法如下：实际体重÷该身高的标准体重×100%，如果所得值≥110%，为超重；所得值≥120%为肥胖。近年来，世界各国正在采用一种新的指标BMI来对肥胖进行判断。具体计算公式：BMI=体重（千克）÷身高的平方（米^2）。对于成年人来说，BMI≥24 kg/m^{2}为超重，BMI≥28 kg/m^{2}为肥胖。对于儿童来说，不同的年龄有不同的BMI临界值。如果儿童的年龄段BMI大于95百分位，则将其定义为肥胖；如果BMI大于85百分位且小于95百分位，则将儿童定义为超重。BMI年龄组百分位数已成为衡量儿童体重状况的首选方法。此方法只作为工具，只有医生才能最好地确定和诊断孩子的体重状况。要绘制孩子的BMI年龄曲线图，必须首先计算BMI，找到适合儿童的体重和身高的BMI图表，使用钢笔或铅笔在图形上绘制该点，绘制测量值后，在图表底部找到相应的阴影颜色，以确定孩子的BMI年龄百分位数。然后，您可以通过查看"体重状态类别"表找到孩子的体重状态。

二、儿童肥胖的标准

儿童理想体重的科学标准：1～6 个月：体重（千克）＝出生体重（千克）＋月龄 ×0.6；7～12 个月：标准体重（千克）＝出生体重（千克）＋月龄 ×0.5；1 岁以上：标准体重（千克）＝8＋年龄 ×2。根据公式：（实测体重 / 标准体重 −1）×100%，如果超过了标准体重的 10%，可以看作超重，一旦超过了 20%，则属于肥胖。

儿童肥胖程度可分为三级：轻度肥胖为体重超过正常儿童标准体重 20%～30%；中度肥胖为体重超过正常儿童标准体重 30%～50%；重度肥胖为体重超过正常儿童标准体重 50% 以上。

三、体成分检测

人的体重由很多部分组成，有骨骼、水分、肌肉、脂肪等。身体质量指数只是检测体重与身高的关系，并不是专门测量人体脂肪含量的。如一个运动员和一个从不运动的人，他们的身体质量指数虽然相同，但他们的脂肪含量是不一样的，运动员的脂肪含量要比从不运动的人少得多。肥胖，就是因为体内的脂肪堆积过多。体成分检测就是测量脂肪含量的，所以这种检测对于肥胖的测量更准确，更有针对性。女性有时候容易出现隐匿性肥胖。有的女性看起来并不胖，身体质量指数也不高，但一测体成分，发现体内脂肪含量很高，这种隐匿性肥胖比较难发现。

四、量脖子可否预测孩子肥胖？

目前，国际通用的做法是用 BMI 衡量是否超重或肥胖，最新研究表明测量颈围或许是筛查儿童是否有肥胖问题的简单而快捷的方法。研究对 1102 名 6～18 岁儿童的体重、身高、腰围和颈围进行了测量，发现颈围与 BMI 及腰围关系密切。在 BMI 相同的情况下，颈围约为 28.5 cm 的 6

岁男孩，日后变超重或肥胖的概率是颈围小于该数值孩子的近 4 倍。从 6 岁开始便应该对儿童进行这种筛查，父母在日常生活中定期为孩子测量颈围，观察孩子的发育情况，做到早发现、早预防。

测量腰围与身高的比值，也可以作为腹型肥胖的判断标准。通常身高和腰围的比值不应超过 0.46，也就是说，腰围应该在身高的一半以下，这个指标的好处是不用考虑年龄因素和身高因素。

五、儿童肥胖的四个敏感期

孩子在 18 岁以前，有几个肥胖的敏感期，最容易出现肥胖。

1. 胎儿期

出生时为巨大儿（体重超过 4 kg）或足月低体重儿，都有可能出现成年后的肥胖，注意母亲营养不要过剩。

2. 婴儿期

在宝宝断奶时、开始添加辅食的时期，往往容易出现过度喂养，导致婴儿肥胖。体重增长不要过快，每年体重增长 2 kg 左右就可以，摄入营养保证身体正常发育即可。

3. 7 岁

这是脂肪重聚的年龄，是人一生中特别容易肥胖的年龄，也是一个重要的肥胖干预点。脂肪重聚的年龄越提前，孩子以后肥胖的可能性就越大。

4. 青春期

孩子的第二性征开始发育，是性激素分泌最多的时候。这段时期如果孩子肥胖，成年后 2/3 的人有肥胖的可能。因为长脂肪，所以容易胖，此时也是孩子课业负担加重的时候，户外活动时间比小时候减少。

第三章
营养与膳食

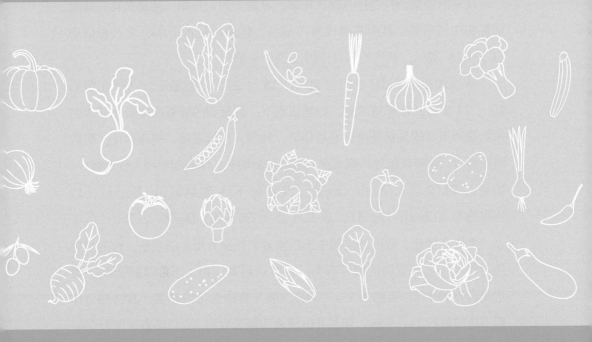

第一节　儿童营养需求

一、儿童的能量（热量）消耗

儿童的能量消耗包括基础代谢率、食物的热力作用、活动消耗、排泄消耗和生长所需。其中基础代谢占 50%，排泄消耗占 10%，生长和活动占 32%～35%，食物的热力作用占 7%～8%。

基础代谢率 BMR 是指在 20℃（18～25℃）室温下，选择在餐后10～14 小时，在保持清醒、安静状态下，测量到的能够维持身体基本生命活动所需要的最低能量。它与年龄、性别、环境温度、健康情况、肌肉组织多少、营养状况等因素有关，随着年龄增长、体表面积增大逐渐减少。如婴儿 BMR 为 55 kcal/（kg·d），7 岁时下降至 44 kcal/（kg·d），12岁时约为 30 kcal/（kg·d），成人为 25～30 kcal/（kg·d）。

食物在消化、吸收的过程中出现能量消耗额外增加的现象，称为食物热力作用。它与食物的成分有关，蛋白质最高，相当于产能的 25%，碳水化合物为 7%，脂肪为 2%～4%。婴儿食物含蛋白质多，食物热力作用占总能量的 7%～8%；年长儿的膳食为混合食物，食物热力作用为 5%。

儿童运动消耗的能量与儿童体格生长水平、活动强度、活动时间、活动类型有关。所以活动所需的能量，波动较大，随年龄增长而增加。

排泄消耗是指在正常情况下未经消化吸收的食物损失的能量，约占总能量的 10%，腹泻时增加。

生长所需能量是儿童所特有的，它与儿童生长的速度成正比，随着儿童年龄的逐渐增长而逐渐减少。如 1 个月的婴儿将能量摄入的 35% 用于生长，1 岁时下降至 3%，3 岁为 2%，而进入青春发育期后又增长为 4%。

儿童能量的需要与年龄和生理状态有直接关系。婴儿因为肠道吸收能力不成熟、代谢率较高，所以 6 月龄内的婴儿每千克体重需要的能量是成人的 3 倍。

二、食物怎样产生能量？

食物中的三大产热营养素有蛋白质、脂肪和碳水化合物，在体内经过分解代谢会产生热量，所提供的热量有一个适当的比例，即碳水化合物占 60% ～ 70%，脂肪占 20% ～ 25%，蛋白质占 10% ～ 15%。脂肪的产热量最大，每 1 g 脂肪可产生 9 kcal 热量，是碳水化合物和蛋白质的 2 倍多。在这三大产热营养素中，脂肪和碳水化合物承担了主要能量提供者的角色，这是由于蛋白质虽然也可用来供能，但其主要职责为构成身体及构成生物活性物质，如各种酶和抗体等。同时，因为蛋白质在体内含量有限，应尽量受到保护，而不能随便被"燃烧"而消耗。

三、碳水化合物是什么？

碳水化合物是一个拥有很多成员的大家庭，如葡萄糖、果糖、麦芽糖、乳糖、蔗糖、淀粉、膳食纤维等都是碳水化合物。由于大多数碳水化合物进入肠道后，会被分解为葡萄糖和果糖被吸收，进入血液变成血糖，所以我们会把碳水化合物简易的称作"糖"。碳水化合物的种类很多，结构也各不相同，葡萄糖和果糖的结构最简单，而淀粉和膳食纤维是这个大家庭中结构最复杂的。结构越复杂，也就意味着被肠道消化吸收的速率越慢。

餐桌上的食物中, 许多都含有碳水化合物, 只是种类和含量不同。大米、面粉、番薯、土豆、玉米、山药、板栗等主要由淀粉构成, 是"产淀粉大户", 非淀粉类蔬菜 (包括叶菜、瓜类及新鲜的豆类) 膳食纤维含量丰富, 水果的甜味主要来自葡萄糖、果糖, 乳糖则主要来自于乳制品。肉、蛋、鱼、虾中碳水化合物含量非常少, 他们主要提供蛋白质和脂肪。

对于处于生长发育期的儿童来说, 碳水化合物的摄入是非常重要的。因为人类的大脑必须通过"葡萄糖"来提供能量, 如果一点"糖"都不吃, 大脑就会缺乏能量, 长此以往, 会影响儿童的智力发育。

四、儿童生长必需蛋白质

蛋白质是机体保证所有细胞构成和功能的重要物质, 是各种组织的成分之一, 是维持生命不可缺少的营养素。儿童生长发育迅速, 所需蛋白质量相对较多, 新生儿期蛋白质需要量最高, 随着年龄增长逐步下降。长期蛋白质摄入不足或过多, 都可影响碳水化合物和脂肪的代谢, 导致生长发育迟滞、组织功能异常, 甚至威胁生命。

动植物食物蛋白质约含有 20 余种不同量的氨基酸, 其中 8 种氨基酸不能在体内合成, 必须在食物中摄取, 称为必需氨基酸, 包括亮氨酸、异亮氨酸、赖氨酸、蛋氨酸、苯丙氨酸、苏氨酸、缬氨酸、色氨酸。对于婴儿及早产儿来说, 组氨酸和牛磺酸也是必需氨基酸。不同蛋白质含有不同量的必需氨基酸, 乳类和蛋类蛋白质具有最适合构成人体蛋白质的必需氨基酸模式。其所含各种氨基酸配比合理, 能完全为身体所利用而合成人体蛋白质, 其氨基酸分值达 100, 生理价值高。

蛋白质的需要量一般通过氮平衡的方法测定。儿童特别是婴幼儿需要大量的蛋白质来满足生长发育需要, 因而摄入氮量大于排出氮量, 处于正氮平衡。如果排出氮量大于摄入氮量则为负氮平衡, 若长期负氮平衡就会导致蛋白质营养不良, 严重影响儿童生长发育。

五、儿童的脂肪需求

脂肪是营养素，每克脂肪提供的热量是碳水化合物和蛋白质的2倍多，由于婴幼儿生长发育快，需要提供的能量多，加上胃容量小，故脂肪对于满足能量需求更加重要。脂肪可以维持体温和保护脏器，维持生物膜结构和功能，参与大脑、神经组织构成，还能提供脂溶性维生素和促进其消化吸收，使食物更美味更有饱腹感。

脂肪由甘油和脂肪酸组成，脂肪酸包括饱和脂肪酸、单不饱和脂肪酸和多不饱和脂肪酸。某些多不饱和脂肪酸人体不能合成，必须由食物中提供，称为必需脂肪酸。它是婴幼儿生长发育的物质基础，尤其对中枢神经系统、视力、认知的发育，维持细胞膜的完整性和前列腺素的合成起着极为重要的作用。足量的必需脂肪酸还能预防动脉粥样硬化。植物油含必需脂肪酸比动物油脂多，花生油、豆油、麻油比菜油、茶油多；而动物油脂或肉类中以禽类释放含必需脂肪酸多，其次为猪油，以牛羊脂最少，内脏高于瘦肉，瘦肉高于肥肉。

人体必需脂肪酸的供给量一般按其所供热量算，应占每日总热量的1%～3%，不能低于0.5%，儿童以1%～2%最合适，婴儿应该达到3%。婴幼儿脂肪所提供的能量应占膳食总热量的45%～50%，并随着年龄的增长，比率逐渐下降，7～14岁的儿童为25%～30%。

第二节　儿童饮食膳食特点

一、什么是平衡膳食？

平衡膳食是指按照不同年龄、身体活动和能量的需求所设计的膳食模式，这个模式推荐的食物种类、数量和比例，能最大限度地满足不同年龄阶段、不同能量水平健康人群的营养与健康需求。

"平衡"是指人体对食物和营养素需要的平衡，指能量摄入和运动消耗的平衡。平衡膳食强调了日常饮食中食物种类和品种丰富多样，能量和营养素达到适宜水平，注意避免油、盐、糖的过量等多项内涵。

合理营养是人体健康的物质基础，平衡膳食则是实现合理营养的根本途径。科学证据和实践都已证明，改善膳食结构、均衡饮食和增加运动量能促进个人健康、增强体质，减少慢性病的发生风险。中国营养学会膳食指南修订专家委员会总结最新食物与人群健康关系的科学证据，提出中国居民平衡膳食模式，制定了 2 岁以上健康人群的膳食指南。其中 6 条核心推荐条目是：食物多样，谷类为主；吃动平衡，健康体重；多吃蔬果、奶类、大豆；适量吃鱼、禽、蛋、瘦肉；少盐少油、控糖限酒；杜绝浪费，兴新食尚。

二、限能量平衡膳食的特点

限能量平衡膳食（calorie-restricted diet, CRD）是指在限制能量摄入的同时保证基本营养需求的膳食模式，其宏量营养素的供能比例符合平衡膳食的要求。它可以有效减轻体重，降低体脂，改善代谢，既易长期坚持达到减肥目标，又没有健康风险，适用于所有年龄阶段及不同程度的超重及肥胖人群。限能量平衡膳食目前只有3种类型：①在目标摄入量基础上按一定比例递减（减少30～50%）；②在目标摄入量基础上每日减少500 kcal 左右；③每天控制供能1000～1800 kcal（男）或1200～1500 kcal（女）。三大营养素供能比为：碳水化合物占50%～60%；脂肪占20%～30%；蛋白质占15%～20%。

限能量平衡膳食模式中，脂肪过高、过低都会导致膳食模式的不平衡，适当食用优质脂肪，如牛油果、坚果、橄榄油等会增强 CRD 的减重效果；碳水化合物的来源应参照《中国居民膳食指南》，以淀粉类复杂碳水化合物为主，保证膳食纤维的摄入量达25～30 g/d；肥胖和膳食减重也可引起骨量丢失，在减重干预的同时补充维生素 D 和钙可以增强减重效果；由于 CRD 降低了摄入的总能量，必然导致产热的宏量营养素摄入降低，应适当提高蛋白质供给量比例，这样就能在减重过程中维持氮平衡，同时具有降低心血管疾病风险、增加骨矿物质含量等作用。

三、母乳：0～6月龄婴儿喂养的最佳食品

世界卫生组织推荐纯母乳喂养至婴儿6月龄，说明母亲的乳汁是0～6月龄婴儿最理想的营养来源，可以满足婴儿生长发育的需要（图3-1）。母乳经济、方便、温度适宜，有利于婴儿心理健康，母亲与婴儿的皮肤接触，使婴儿感到安全，有爱的满足。母乳中含有丰富的免疫因子，包括 IgA、溶菌酶、白介素、生长因子等可以预防婴儿感染。同时母乳中的分泌型抗

体IgG可以进入婴儿体内成为婴儿免疫系统的一部分。母乳喂养可以降低消化道疾病、呼吸道疾病、中耳炎的风险，预防食物过敏，预防儿童超重/肥胖，更对儿童的认知发育有益。

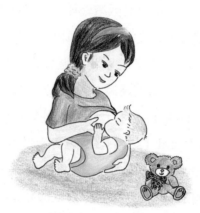

图3-1　母乳喂养

建立良好的母乳喂养需要乳母分泌充足的乳汁，形成有效的射乳反射及婴儿有力的吸吮，而适当的哺乳次数有助于维持哺乳与增加乳汁的分泌。纯母乳喂养的新生儿宜8～12次/天或1.5～3小时/次，一般白天不宜超过2～3小时，夜间不超过4小时。随着年龄增加，晚睡眠时间较长，夜间哺乳次数逐渐减少，日间要增加哺乳量。

婴儿生长正常、体重增加适当是乳量充足的重要指征，如3～4月龄婴儿体重应增加1倍。尿量是衡量乳量是否充足的方法之一，正常3～5日龄的新生婴儿，尿色淡黄，小便4～8次/天或每日有3～4个被尿浸透的尿片；5～7日龄后小便应大于6次/天。为顺利进行纯乳母喂养，生后2～4周内应避免给婴儿补充配方奶、水，或用安抚奶嘴，或混合喂养，这些都会减少婴儿对母亲乳房的刺激，使母乳量逐渐减少，最后导致过早断奶。

若纯母乳喂养婴儿连续2个月体重增长不满意时，常常提示母乳不足，则需要采用"补授法"用配方奶粉补充母乳喂养不足部分。补授时，母乳喂养的哺乳次数一般不变，每次先喂母乳，将两侧乳房吸空后，再以婴儿配方奶粉补足母乳不足部分。而补授的奶量由婴儿的食欲及母乳量多少来决定，即"缺多少补多少"。对于因为母亲感染 HIV 或患有严重疾病（如慢性肾炎、糖尿病、恶性肿瘤、精神病、癫痫或心功能不全等）而无法进行母乳喂养的婴儿，则需要采用配方奶粉喂养。

四、奶制品选择指引

由于各种原因母亲不能用母乳哺喂婴儿时，可采用配方奶粉来喂养。目前经过科学研制的婴儿配方奶粉能够满足健康足月婴儿生长需要的各种营养素。市售的婴儿配方包括牛乳或大豆为基础的配方、低敏配方及其他有特殊医学问题儿童的配方，不同的配方适合不同需求的婴儿。

目前推荐 24 月龄以下的婴幼儿选用配方乳补充母乳的不足。大多数配方乳是以牛乳为基础，增加了乳糖、植物油、维生素和矿物质。将牛乳中的蛋白质和矿物质尽可能地接近母乳，以减少肾脏排泄的负担。用植物油代替牛乳中的饱和脂肪酸，以提供必需脂肪酸，提高乳清蛋白或改变酪蛋白使其在胃中形成较小的、易消化的凝块，并强化了儿童生长发育所必需的微量元素，如铁、锌、铜和多种维生素。有的还强化了牛磺酸、胡萝卜素以供婴儿需要。目前更有添加核苷酸、乳铁蛋白、双歧杆菌以增加抵抗力，添加二十二碳六烯酸和花生四烯酸以促进智力、视力发育的配方乳。但配方乳仍然不如母乳，它的脂肪、维生素和矿物质的吸收率不如母乳高，缺乏许多酶、激素、生长因子和前列腺素等物质。

大豆为基础的婴儿配方粉适用于对牛奶蛋白过敏、半乳糖血症、遗传性乳糖缺乏症的婴儿，但不适用于 6 月龄内的健康婴儿、急性胃肠炎后的乳糖不耐受、肠绞痛，也不适用于牛奶蛋白过敏性肠病或小肠结肠炎的婴儿，且不能预防高危儿的牛奶蛋白过敏。

羊乳中铁、叶酸、维生素 C、维生素 D、维生素 B_1、维生素 B_3、维生素 B_5、维生素 B_6 等营养素不足，且羊乳的肾负荷高于牛乳，所以不建议给婴儿喂养羊乳。

五、婴儿辅食添加策略

随着婴儿月龄的增加，在 4～6 月龄时纯母乳和配方奶粉喂养已经不能满足婴儿的生长发育需要。同时，婴儿的神经肌肉功能已经开始习惯用匙、杯子喂食，逐渐能咀嚼和吞咽非液体食物。这一时期的婴儿对各种食物的味道和颜色感兴趣，肠道的消化吸收能力也发育得更完善，就需要添加辅食来满足生长发育的需要（图 3-2），也有助于向进食固体食物为主的转换。添加辅食有以下原则：

（1）从稀到稠、从细到粗、从少到多，如先吃米糊、稀粥、稠粥到烂饭；先吃菜泥再吃碎菜。添加任何新的食物都是从少量（每次 1～2 茶匙）每天 1 次开始，同时要选用适合婴儿嘴大小的匙来喂养。

（2）每添加一种新的食物，应该要至少适应 7 天后，再添加另一种新的食物，这样有助于识别过敏或者不耐受的新食物。

（3）不要将米粉加入奶瓶中喂养，而是用合适的小匙喂养，既可以训练婴儿的口腔咀嚼和吞咽功能，又能避免奶瓶吸吮引起的过度肥胖。

（4）在婴儿成功添加上一种新的食品后，仍要坚持一定的进食频率，可避免因为遗忘了熟悉的味道而需要再次添加。

（5）应在婴儿身体健康时添加辅食，避免带病添加，不利于识别过敏或者不耐受的新食物。

（6）食物的味道要清淡，不含糖、盐、味精等调味品。

（7）在添加新的食物时，至少要坚持喂食 10～15 次才可能会被婴儿所接受。不应认为婴儿用舌头推出食物或出现恶心就是婴儿不愿接受或不喜欢，从而停止喂食。

（8）婴儿对食物的适应、爱好、进食量的多少和进食的速度有很大的个体差异，应当按照婴儿的具体情况灵活掌握，根据儿童特点确定辅食添加的顺序（表 3-1）。

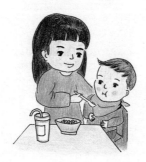

图 3-2　婴儿辅食添加

表 3-1　儿童辅食添加的顺序

月龄	添加的辅食	奶量
4～6	1 餐泥状食物（高铁米粉、菜泥、果泥）	每天 6 次奶（断夜奶）/800～900 mL
7～9	1～2 餐末状食物（稠粥、烂面、菜末、蛋黄、鱼泥、豆腐、肉末、肝泥、水果）	每天 4 次奶 /700～800 mL
10～12	2 餐碎状食物（软饭、烂面、碎肉、碎菜、蛋黄、鱼肉、豆制品、水果）	每天 3 次奶（断奶瓶）/600～800 mL

六、不同年龄阶段儿童平衡膳食的选择

1. 7～24 月龄婴幼儿平衡膳食宝塔

见图 3-3。

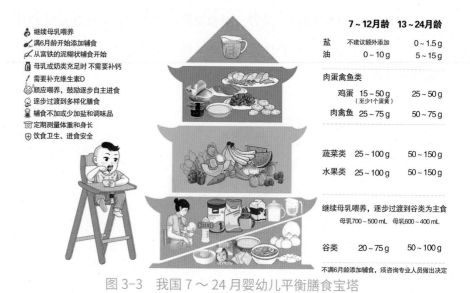

	7～12月龄	13～24月龄
盐	不建议额外添加	0～1.5 g
油	0～10 g	5～15 g
肉蛋禽鱼类		
鸡蛋	15～50 g（至少1个蛋黄）	25～50 g
肉禽鱼	25～75 g	50～75 g
蔬菜类	25～100 g	50～150 g
水果类	25～100 g	50～150 g
继续母乳喂养，逐步过渡到谷类为主食		
	母乳700～500 mL	母乳600～400 mL
谷类	20～75 g	50～100 g

不满6月龄添加辅食，须咨询专业人员做出决定

图 3-3　我国 7～24 月婴幼儿平衡膳食宝塔

2. 学龄前儿童平衡膳食宝塔

见图 3-4。

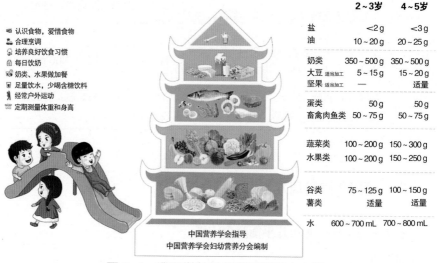

	2～3岁	4～5岁
盐	<2 g	<3 g
油	10～20 g	20～25 g
奶类	350～500 g	350～500 g
大豆 适当加工	5～15 g	15～20 g
坚果 适当加工	—	适量
蛋类	50 g	50 g
畜禽肉鱼类	50～75 g	50～75 g
蔬菜类	100～200 g	150～300 g
水果类	100～200 g	150～250 g
谷类	75～125 g	100～150 g
薯类	适量	适量
水	600～700 mL	700～800 mL

中国营养学会指导
中国营养学会妇幼营养分会编制

图 3-4　我国学龄前儿童平衡膳食宝塔

3. 学龄儿童膳食平衡宝塔

见图 3-5 至图 3-7。

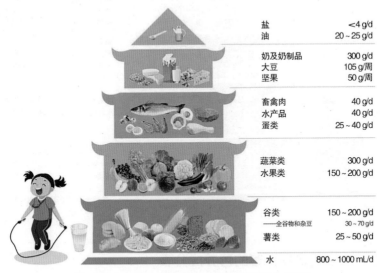

盐	<4 g/d
油	20~25 g/d
奶及奶制品	300 g/d
大豆	105 g/周
坚果	50 g/周
畜禽肉	40 g/d
水产品	40 g/d
蛋类	25~40 g/d
蔬菜类	300 g/d
水果类	150~200 g/d
谷类	150~200 g/d
——全谷物和杂豆	30~70 g/d
薯类	25~50 g/d
水	800~1000 mL/d

图 3-5　6~10 岁学龄儿童平衡膳食宝塔

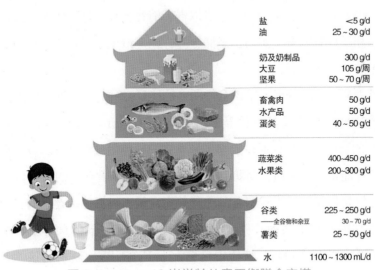

盐	<5 g/d
油	25~30 g/d
奶及奶制品	300 g/d
大豆	105 g/周
坚果	50~70 g/周
畜禽肉	50 g/d
水产品	50 g/d
蛋类	40~50 g/d
蔬菜类	400~450 g/d
水果类	200~300 g/d
谷类	225~250 g/d
——全谷物和杂豆	30~70 g/d
薯类	25~50 g/d
水	1100~1300 mL/d

图 3-6　11~13 岁学龄儿童平衡膳食宝塔

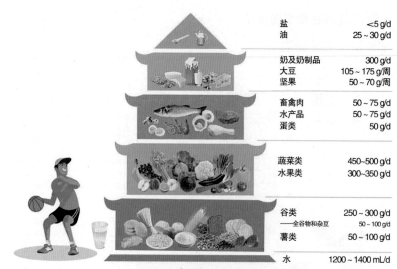

盐	<5 g/d
油	25～30 g/d
奶及奶制品	300 g/d
大豆	105～175 g/周
坚果	50～70 g/周
畜禽肉	50～75 g/d
水产品	50～75 g/d
蛋类	50 g/d
蔬菜类	450～500 g/d
水果类	300～350 g/d
谷类	250～300 g/d
——全谷物和杂豆	50～100 g/d
薯类	50～100 g/d
水	1200～1400 mL/d

图 3-7　14～17 岁学龄儿童平衡膳食宝塔

七、学会看食品标签的营养成分表

在包装食品的外包装上通常都会标注食品的生产日期、保质期、储存条件、配料、质量（品质）等级等，可以告诉消费者食物是否新鲜、产品特点、原材料和配料有哪些，如何正确储存等，但是最重要的是要注意查看食品标签上的营养成分表。

营养成分表详细显示了该食物所含的能量、蛋白质、脂肪、碳水化合物、钠等食物的含量值及其占营养素参考值（nutrient reference values，NRV）的百分比，可以通过它来了解食物的营养组分和特征。含量值可以帮助计算能量、蛋白质、脂肪、碳水化合物、钠等营养素的摄入量。NRV的百分比是指每单位重量的食品中营养素含量占每日总推荐量的百分比，可用于判断食品中某种营养成分的高低，每 100 g 固体食物中含量大于30%NRV，或每 100 mL 液体中含量大于 15%NRV，就说明该营养素含量较高。例如，每 100 g 腊肠中含有 2093 mg 钠，占一天总钠推荐量的105%，也就是说腊肠是一种高钠的食物，高血压人群就应避免食用。如果食品中某种营养素的 NRV 大于能量的 NRV，就说明食品中该营养素的密度较大。例如，某品牌腊肠每 100 g 的能量是 2003 kJ，营养素参考价值是 24%，也就是说每吃下 100 g 腊肠，就吃下了 1 天总能量的 24%，与 5 碗米饭所能提供的能量相近。此外，每 100 g 腊肠中含有 34.5 g 脂肪，占一天总脂肪推荐量的 57%，营养素参考值是能量的 2.4 倍，也就是说腊肠是一种高脂肪的食物，高血脂、肥胖人群不推荐食用（表 3-2）。

表 3-2　某品牌广式腊肠营养成分表

项目	每 100 克	营养素参考值（NRV）
能量	2003 kJ	24%
蛋白质	25.8 g	43%
脂肪	34.5 g	57%
碳水化合物	17.0 g	6%
钠	2093 mg	105%

如果包装食品的配料中含有带"氢化""黄油""酥"的成分，或有精炼植物油、植脂末、代可可脂、麦淇淋等成分，都说明该食物含有反式脂肪（酸），要谨慎选择。

八、怎样识别"三低一高"食物？

"三低一高"食物是指低糖、低脂、低钠、高蛋白，通过查看食物外包装标签上的食物营养成分表，来挑选"三低一高"的食物是健康饮食的重要方式。

1. 低脂食物

若食物不含脂肪，其脂肪含量应 ≤ 0.5 g/100 g（mL）；若是低脂肪，其脂肪含量为固体 ≤ 3 g/100 g，液体 ≤ 1.5 g/100 mL；若是脱脂食品，脂肪含量为液态奶和酸奶≤0.5%，乳粉≤1.5%。

2.低糖食物

每100 g或100 mL食品中糖的含量应该≤5 g。

3.低钠食物

每100 g或100 mL食品中钠的含量应该≤120 mg(1 g食盐含有钠约400 mg)。

4.高蛋白食物

当食品营养成分表中的蛋白质含量≥12 g/100 g，或≥6 g/100 mL，或≥6 g/420 kcal时，称为"高蛋白"或"富含高蛋白"的食品。

九、膳食餐盘的作用

膳食餐盘是通过描述一餐膳食的食物组成和大致重量比例，形象直观地展现出平衡膳食的合理组合与搭配（图3-8）。餐盘适合于2岁以上的健康人群，分成谷薯类、鱼肉蛋豆类、蔬菜、水果等四部分，蔬菜和谷物比重所占的面积最大，占重量的27%～35%，提供蛋白质的动物性食品所占面积最少，约占总膳食重量的15%，餐盘旁牛奶杯提示了奶制品的重要性。按照餐盘的食物比例来搭配膳食，更便于达到营养需要。餐盘上

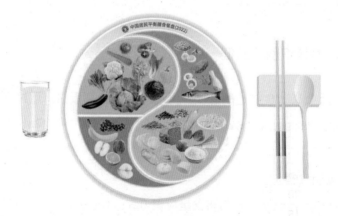

图3-8　中国居民平衡膳食餐盘（2022）

各类食物的比例展示简洁、直观明了，更便于大众理解日常餐盘里膳食搭配的构成，有助于大众认识膳食中的谷物、蔬菜和水果等植物性食物为主体，以及奶制品的重要性。

十、如何制定平衡膳食食谱？

制定平衡膳食食谱，首先要根据年龄、性别、体重、身体活动水平来确定膳食营养目标和能量需求水平，再确定食物用量和品类，将食物进行搭配，设计菜肴，选用合理的烹调方式，才能完成一份食谱。在采购食物时，还需要充分考虑到食物生重与熟重的差异，以及可食用部分所占的比例，合理安排食物的采购数量，让一日三餐又美味又营养。具体分为五大步骤：①了解年龄、性别和身体活动水平；②确定膳食能量需要水平或活动水平；③根据此能量需要量，确定食物种类和用量；④按照指南要求类别选择食物品种，注意选用全谷物、深色蔬菜等；⑤设计菜肴，选择合理的烹调方式。不同能量需要水平的平衡膳食模式和食物量见表3-3。

· 表3-3　不同能量需要水平的平衡膳食模式和食物量（克）·

食物种类	不同能量摄入水平（千卡）										
	1000	1200	1400	1600	1800	2000	2200	2400	2600	2800	3000
谷类	85	100	150	200	225	250	275	300	350	375	400
—全谷物及杂豆	适量			50～150							
薯类	适量			50～100					125	125	125
蔬菜	200	250	300	300	400	450	450	500	500	500	600
—深色蔬菜	占所有蔬菜的1/2										
水果	150	150	150	200	200	300	300	350	350	400	400
畜禽肉类	15	25	40	40	50	50	75	75	75	100	100
蛋类	20	25	25	40	40	50	50	50	50	50	50
水产品	15	20	40	40	50	50	75	75	75	100	125
乳制品	500	500	350	300	300	300	300	300	300	300	300

续表

食物种类	不同能量摄入水平（千卡）										
	1000	1200	1400	1600	1800	2000	2200	2400	2600	2800	3000
大豆	5	15	15	15	15	15	25	25	25	25	25
坚果	—	适量		10	10	10	10	10	10	10	10
烹调油	15 ~ 20	20 ~ 25			25	25	25	30	30	30	35
食盐	< 2	< 3	< 4	< 6	< 6	< 6	< 6	< 6	< 6	< 6	< 6

注：膳食宝塔的能量范围在 1600 ~ 2400 kcal；薯类为鲜重。

举例：一个 6 岁男童中等活动水平需要的能量是 1600 kcal，那么在每日的平衡膳食中需要选择 200 g 谷薯类（全谷物及杂豆占 1/3），蔬菜 300 g（深色蔬菜占 1/2），水果 200 g，畜禽肉类 40 g，蛋类 40 g，水产品 40 g，乳制品 300 g，大豆 15 g，坚果 10 g，烹调油 20 ~ 25 g，食盐 6 g 以内。

十一、如何估计食物摄入量

利用标准的盘、碗、杯、勺、网球、乒乓球和双手来帮助我们估计食物量（图 3-9）。标准盘：直径为 22.7 cm 的浅式盘；标准碗：直径为 11 cm、高 5.3 cm 的直扣碗；标准杯：内高 12.5 cm，内径 5.9 cm，容量 250 mL 的玻璃杯；标准勺：长 12.6 cm，最宽处 4.6 cm 的瓷勺；网球：直径 6.6 cm；乒乓球：直径 4 cm。

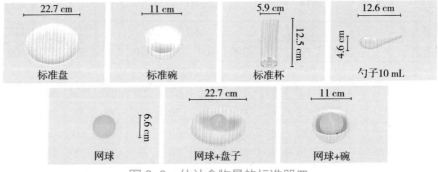

图 3-9　估计食物量的标准器皿

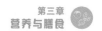

1单手捧：中等身材、成年女性的手，五指弯曲与手掌可以拿起的量；

1把：食指与拇指弯曲可拿起的量（拿住蔬菜的中间部分），见表3-4。

表3-4 食物估算表

谷类	1标准碗米饭 = 生大米 50 g= 40 g 碳水化合物	11 cm 米饭100g（相当于大米50g）
薯类	1标准碗去皮紫薯 =80 g= 20 g 碳水化合物	11 cm 紫薯（去皮）80g
	1标准碗去皮土豆 =110 g=20 g 碳水化合物	11 cm 土豆（去皮）110g
	1标准碗去皮冬瓜 =100 g	冬瓜（去皮）100g　22.7 cm 冬瓜（去皮）100g
	1标准碗去皮萝卜 =100 g	萝卜100g　22.7 cm 萝卜100g
畜禽肉类	1掌心大小、小拇指厚度的瘦肉 =50 g	22.7 cm 瘦猪肉50g　瘦猪肉50g
	半掌心大小、小拇指厚度的五花肉 =25 g	22.7 cm 五花肉50g　五花肉50g

水产品类	3/4 手掌大小、小拇指厚度的鱼去骨后 =50 g	带鱼75 g（可食50 g）　带鱼40 g（可食28 g）
蛋类	比乒乓球略大的鸡蛋 =50 g	4 cm　50 g 60 g 65 g　鸡蛋
大豆类	1 单手捧黄豆 =20 g=60 g 北豆腐 =110 g 南豆腐 =45 g 豆干 =150 g 内酯豆腐	黄豆20 g　北豆腐60 g　内酯豆腐150 g
坚果类	1 单手捧花生（去壳）=20 g	花生（去壳）20 g
	1 双手捧花生（带壳）=30 g	花生（带壳）30 g
	1 单手捧葵花籽（去壳）=10 g	葵花籽（去壳）10 g
	1 双手捧葵花籽（带壳）=25 g	葵花籽（带壳）25 g
蔬菜类	1 把青菜 =100 g	青菜100 g　青菜100 g

乳制品类	1 标准杯牛奶 200 mL=250 mL 酸奶 =25 g 奶酪	
水果类	1 网球大小水果 =200 g	
	1 双手捧浆果（蓝莓、草莓、葡萄）=100 g	
植物油类	1 标准勺植物油 =10 mL=10 g	

十二、常见高能量食物有哪些？

（1）谷薯类：糯米、炸薯条、米粉、糖心红薯、牛油蛋糕、爆米花、饼干、麻花、白面包、油饼、油条、粉丝、方便面、甜甜圈。

（2）禽类：炸鸡、鸡肝、烤鸭、鹅肝。

（3）肉类：叉烧肉、猪肝、猪蹄、猪肉松、香肠、火腿、腊肉。

（4）鱼虾类：鱼子、蟹黄、鱼罐头。

（5）豆类：兰花豆（炸蚕豆）、油豆腐、腐竹、豆沙馅、臭豆腐。

（6）蛋类：咸鸭蛋。

（7）乳类：奶酪、甜炼乳。

（8）烹饪用品：黄油、猪油、人造奶油、羊油、甜面酱、果酱、蜂蜜。

（9）零食类：棉花糖、奶糖、水果糖、水果罐头、蜜饯、含糖饮料、烧烤、汉堡。

十三、不同年龄阶段儿童常用食谱

食谱一：适用于2～5岁儿童，每日提供能量1000 kcal，蛋白质提供能量约占17%，脂肪约占30%。

早餐：鸡蛋意大利面（干意面30 g，鸡蛋50 g，小黄瓜30 g）；早点：牛奶220 mL。

午餐：米饭40 g，炒四季豆（四季豆90 g，彩椒少量），香煎龙利鱼（龙利鱼40 g），植物油1.5勺，盐少量；午点：牛奶220 mL，香蕉100 g。

晚餐：米饭40 g，洋葱炒牛柳（牛柳35 g，洋葱80 g），炒土豆丝（土豆70 g，葱少量），植物油1.5勺，盐少量。

食谱二：适用于6～9岁儿童，每日提供能量1500 kcal，蛋白质提供能量约占17%，脂肪约占25%。

早餐：煎鸡蛋（鸡蛋50 g），红薯70 g，花卷50 g，牛奶200 mL；早点：香蕉80 g。

午餐：米饭80 g，黄瓜炒蛋（黄瓜100个，蛋50 g），红烧鱼块（草鱼块50 g，彩椒适量），植物油2勺，盐少量；午点：牛奶200 mL。

晚餐：米饭50 g，芋头烧排骨（芋头50 g，肋排60 g），香菇炒菜心（菜心100 g，香菇适量），植物油2勺，盐少量。

食谱三：适用于10～14岁儿童，每日提供能量2000 kcal，蛋白质提供能量约占17%，脂肪约占25%。

早餐：瘦肉馄饨100 g，香菜拌豆干丝少量；早点：牛奶220 mL，木瓜100 g。

午餐：米饭100 g，甜椒鸡丁（柿子椒150 g，鸡腿40 g），腰果虾仁（腰果20 g，海虾40 g），海带汤（海带适量），植物油2.5勺，盐少量；午点：猕猴桃100 g。

晚餐：米饭100 g，清蒸鲈鱼（鲈鱼50 g），韭菜炒豆干（韭菜80 g，豆干适量），拌黄瓜（黄瓜150 g），植物油2.5勺，盐少量。

第三节 儿童肥胖膳食选择

一、母乳营养好

母乳是妈妈送给宝宝最珍贵的礼物，是 37℃恒温的爱，其实母乳喂养不光对宝宝好，对妈妈也是益处多多的。坚持母乳喂养既有利于宝宝在婴儿期健康成长，又能预防成年后的代谢性疾病，还能帮助妈妈尽早恢复，可谓一举多得。母乳喂养的益处见表 3-5。

表 3-5　母乳喂养的益处

孩子获益	营养丰富	提供婴儿生长发育的营养素需求，乳清蛋白易于消化吸收，是婴儿最理想的天然食品。母乳中的生长因子、胃动素、胃泌素、乳糖、双歧因子、消化酶、乳糖酶、脂肪酶等又能促进婴儿胃肠道的发育，提高婴儿对母乳营养素的吸收和利用
	增强免疫力	母亲体内已有的免疫球蛋白 IgG 及乳汁中特异的 SIgA、铁蛋白（抑制肠道致病菌生长繁殖）、溶菌酶、白细胞及吞噬细胞、淋巴细胞等免疫物质能增强婴儿的免疫能力，预防感染
	促进大脑发育	母乳中含有大量的必需营养素，如牛磺酸、DHA 有利于婴儿大脑的发育。母乳喂养能全面促进婴儿嗅觉、味觉、温度觉、听觉、视觉、触觉的发育
	减少成年后代谢性疾病	母乳喂养可减少婴幼儿生长发育迟缓及加速，减少成年后肥胖、高血压、高血脂、糖尿病、冠心病的发生率

续表

母亲获益	促进子宫恢复	能促进子宫收缩、减少产后出血、加速子宫恢复
	促进体型恢复	母乳喂养每日消耗 2092 kJ（500 kcal）热量，可以协助母亲体型的恢复
	自然避孕	坚持昼夜哺乳的母亲，大部分在 6 个月内不恢复排卵，可起到生育调节的作用
亲子获益	增进亲子感情	帮助母子建立一种亲密、相爱的关系，使母亲有满足感。母乳喂养的婴儿哭得较少，孩子更有安全感。能增加父母对家庭子女的社会责任感，有利于社会和谐

二、如何选择奶制品

奶类食品是营养成分齐全、组成比例适宜、容易消化吸收的理想的天然食物。对儿童而言，奶制品尤其重要，6 月龄以内的宝宝可以从母乳和（或）配方奶中获取生长发育所需的全部能量、脂肪、蛋白质及其他营养成分，6 ～ 12 月龄的宝宝随着辅食的引入，奶类的能量供应占比逐渐下降，1 岁以上儿童，奶制品主要提供优质蛋白质和钙。奶制品种类繁多，鲜奶、纯牛奶、酸奶、奶酪、炼乳、奶油等，"小胖墩"该如何选择奶制品呢？

选择鲜奶、纯牛奶、酸奶，奶酪切不可多吃。炼乳和奶油中脂肪和糖类含量高，不建议给肥胖孩子食用。从表 3-6 中我们可以看到，营养成分表中标出了每 100 mL 乳制品中所含有的能量、蛋白质、脂肪、碳水化合物、钠和钙的量。超重 / 肥胖的孩子应当优先选择低能量、低脂、高蛋白、高钙的乳制品。

表 3-6 乳制品营养成分表

项目	每 100 mL	营养素参考值
能量	145 kJ	2%
蛋白质	3.3 g	6%
脂肪	0 g	0%
碳水化合物	5.2 g	2%
钠	36 mg	2%
钙	110 mg	14%

三、优质蛋白营养好，过多摄入会不会胖？

蛋白质是人体所需的重要宏量营养素，组成人体一切细胞、组织的重要成分，是生命的物质基础。当蛋白质摄入不足时，会导致人体的代谢率降低，疾病抵抗力减退，易患病，更有甚者会出现严重的营养不良。饮食中，每天要适量进食一定量的优质蛋白，对于人体的健康有重要的作用。

什么是优质蛋白呢？其实就是指食物中的氨基酸模式与人体蛋白质的氨基酸模式比较接近，容易被吸收利用，含有的必需氨基酸比较多。动物性来源蛋白质，如鱼肉、瘦肉、鸡蛋、牛奶等都属于优质蛋白；植物性来源的蛋白当中，大豆蛋白也属于优质蛋白。

处于生长发育时期，家长往往认为孩子优质蛋白吃得越多越好，事实上蛋白质摄入过量也会引起肥胖。摄入过量的蛋白质时，蛋白质并不会存起来留着"下次"用，而会直接转化为脂肪而长胖。过去 30 年间，我国居民肉禽及其制品类食物消费增加，国内外研究证实较高的红肉摄入量会增加超重和肥胖的风险，蛋白质供能比≥15% 时是肥胖发生的危险因素。由于过多的动物源蛋白会刺激胰岛素样生长因子 -1 与胰岛素分泌，促进脂肪在体内储存并导致肥胖，因此，营养素的摄入一般应当遵循膳食的推荐摄入量，不是越多越好。不同年龄儿童能量和蛋白质的推荐摄入量见表3-7。

3-7　不同年龄儿童能量和蛋白质的推荐摄入量

年龄（岁）	能量 RNI（kcal·d）						蛋白质 RNI(g·d)	
	身体活动水平（轻）		身体活动水平（中）		身体活动水平（重）			
	男	女	男	女	男	女	男	女
0～	—	—	90		—	—		
0.5～	—	—	90		—	—		
1～	—	—	900	800	—	—	25	25
2～	—	—	1100	1000	—	—	25	25
3～	—	—	1250	1200	—	—	30	30
4～	—	—	1300	1250	—	—	30	30
5～	—	—	1400	1300	—	—	30	30
6～	1400	1250	1600	1450	1800	1650	35	35
7～	1500	1350	1700	1550	1900	1750	40	40
8～	1650	1450	1850	1700	2100	1900	40	40
9～	1750	1550	2000	1800	2250	2000	45	45
10～	1800	1650	2050	1900	2300	2150	50	50
11～	2050	1800	2350	2050	2600	2300	55	50
12～	2050	1800	2350	2050	2600	2300	60	55
13～	2050	1800	2350	2050	2600	2300	65	60
14～	2500	2000	2850	2300	3200	2550	70	60
15～	2500	2000	2850	2300	3200	2550	75	60

续表

年龄（岁）	能量 RNI（kcal·d）						蛋白质 RNI(g·d)	
	身体活动水平（轻）		身体活动水平（中）		身体活动水平（重）			
	男	女	男	女	男	女	男	女
16～	2500	2000	2850	2300	3200	2550	75	60
17～	2500	2000	2850	2300	3200	2550	75	60
18～	2250	1800	2600	2100	3000	2400	75	60

数据来源: 中国营养学会 . 中国居民膳食营养素参考摄入量: 2013 版 [M]. 北京: 科学出版社, 2014.

四、减肥必须禁食脂类食物吗？

脂肪是人体重要的营养物质，包括中性脂肪（甘油与脂肪酸组成的三酰甘油）与磷脂、糖脂、类固醇等类脂。脂肪是重要的功能组织，占能量供应的 15%，是人体的天然保护屏障，有保持体温、缓冲碰撞的作用；类脂在生物膜中占 1/2 以上的重量，不仅是膜的重要组分，而且对膜的通透性、识别作用等功能均十分重要；许多脂类的衍生物是人体内的重要激素，如雄激素、雌激素、肾上腺皮质激素等；在脂溶性维生素等物质的溶解、吸收过程中，脂类也起着重要作用。因此，脂类是儿童生长发育过程中不可或缺的营养成分，不能完全禁食。

选择脂类食物时，要注意选择优质的脂类来源，推荐使用植物油，同时控制好摄入量。首先，要选择富含不饱和脂肪酸的脂类，如大豆油、菜籽油、橄榄油等，尤其推荐低温冷榨方式提取的植物油，避免了高温压榨时产生的对人体有害杂质，又较好地保持维生素 E、角鲨烯、固醇等活性成分，营养价值更高。此外，深海鱼类富含多不饱和脂肪酸，既是优质蛋白质来源，也是优质脂肪来源。其次，要选择合适的烹饪方式，多采用清蒸、水煮、焯拌的方式，减少食用油的使用量，推荐使用带刻度的小口油壶。

五、"小胖墩"怎么选择荤菜？

荤菜通常就是指鱼类、肉类（图3-10）、蛋类和奶类，"小胖墩"的父母通常会向医生或者营养师抱怨："我家孩子就喜欢吃荤菜，顿顿都是无肉不欢！"在控制体重期间，应该如何为孩子准备荤菜呢？

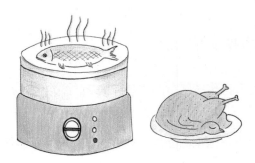

图 3-10　常见的荤菜

1. 要选对荤菜种类

同样是100 g，猪肉的热量为142.3 kcal，而鲫鱼的热量却连一半都不到。在"小胖墩"的食谱上，一定不能少了鱼类。鱼类（以及其他水产品类）脂肪含量相对较低，蛋白质含量较高，且含有较多的不饱和脂肪酸，既有利于控制体重，又能为孩子的生长发育提供丰富的营养。肉类又分为红肉和白肉，白肉（家禽的肉）相对红肉（猪肉、牛肉、羊肉）来说脂肪含量相对少，更适合"小胖墩"。同时要注意，红肉中含有大量的血红素铁，相比于植物中的铁更利于人体吸收；红肉中还含有丰富的维生素 B_{16}、肌酸、锌、烟酸、氨基酸、抗氧化硫辛酸。虽然红肉中所含脂肪和能量更高，但是如果在吃的时候除去脂肪的部分，也是可以和白肉进行媲美的。

2. 要选对烹饪方式

鱼类提倡采用蒸的方式，蒸鱼与水接触比较少，所以可溶性营养素的损失也比较少，营养几乎都完好地保留在鱼肉中。忌油煎、油炸，用大量食用油来煎炸的方式破坏了鱼本身低脂的优势，带来隐藏的油脂和热量。而且温度过高，对于DHA这类不饱和脂肪酸的损失非常大。肉类推荐炖煮，相对而言用油量会少。

3. 要控制好进餐量

即使是优质蛋白，吃过量了一样会长胖。蛋白质会在体内转化为脂肪，导致体重增加。

六、谷类食物应该怎么吃？

谷类食物是我国传统膳食的主体，事实上谷类食物是最好的基础食物，也是最便宜的能源。越来越多的科学研究表明，以植物性食物为主的膳食可以避免欧美等发达国家高能量、高脂肪和低膳食纤维膳食模式的缺陷，对预防心脑血管疾病、糖尿病和癌症有益。

谷类食物分为全谷物和精制谷物。根据《中国居民膳食指南（2022）》指出，全谷物是指没有经过精细化加工或者虽然经过了碾磨、粉碎、压片等处理，但仍然保留了完整的谷粒所具备的胚乳、胚芽、麸皮等天然营养成分的谷物。常见的有小麦、燕麦、糙米、小米、大黄米、高粱、黑米、紫米、薏米等，也包括已经磨成粉或压扁压碎的粮食，如全麦粉、燕麦片等。精制谷类是指经过加工后只保留了部分成分的谷物，根据加工精细程度不同、保留的谷粒成分不同，就有不同种类的谷类产品，如精制大米、富强粉、标准粉、麦芯粉等。

与精制谷物相比，全谷物富含更多的膳食纤维，提供的能量相对较低，但保留了更多的蛋白质、脂肪、B族维生素、维生素E、钙、铁等矿物质，以及黄酮、多酚等有益健康的植物化学物，有助于促进肠道蠕动、降低血糖／血脂，提高抗氧化能力。研究表明，增加全谷物摄入，对预防2型糖尿病、心血管病、癌症、肥胖等具有潜在的作用。因此，对需要控制体重的"小胖墩"来说，全谷物是更好的选择。但全谷类口感较精制谷类粗糙，一开始可先少量添加，如用精制大米煮饭时加入少量的全谷类，如黑米、薏米等，待孩子适应之后再逐渐增加全谷类的占比，建议占谷类食物总量的 1/3 以上。例如，12 岁的儿童每日推荐谷类摄入量为 300 ～ 500 g，那么全谷类的摄入量应该在 100 g 以上。

七、健康美味又减重的蔬菜

蔬菜（图 3-11）是膳食纤维的主要来源，有助于促进我们胃肠蠕动，帮助排便；绿叶蔬菜、橙色蔬菜还含有丰富的矿物质和维生素，有利于儿童健康成长；蔬菜的热量较主食、肉类、蛋类更低。因此，要鼓励"小胖墩"多吃蔬菜，表 3-8 列举了健康美味又减重的几种菜的做法，可供参考。纯素菜较荤菜类口味差，孩子们往往不喜欢吃蔬菜，如何让蔬菜美味又减重，让孩子们爱上吃蔬菜呢？家长可以从以下几点入手。

1. 可以让蔬菜看起来更美观

小朋友最容易被颜色鲜艳的食物所吸引，在烹饪蔬菜时，可以尝试加入红色或黄色甜椒、玉米粒、青豆、胡萝卜、南瓜等，将不同颜色的蔬菜搭配在一起，做到色香味俱全。

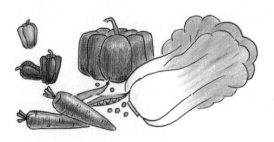

图 3-11　多种健康美味的蔬菜

2. 应当选择合适的烹饪方式

很多人烹饪蔬菜时习惯爆炒，但是爆炒的蔬菜油脂多、盐分多，这样一来，蔬菜非但不能带来减少脂肪的效果反而有增加体重的危险，盐分过多则容易造成血压增高。建议多采用焯拌蔬菜的方式，补充更多的绿叶蔬菜和营养素，减少炒食过程中的加热时间，避免了维生素及抗氧化物质的流失，减少烹炒中加油过多，使其热量更低。

3. 父母要以身作则

不少孩子挑食、不愿意吃蔬菜，其实和家庭饮食习惯相关，父母有挑食或偏食行为时，孩子也容易出现挑食和偏食的情况，建议父母在要求孩子饮食均衡时，多吃蔬菜，给孩子做好的榜样。

表 3-8 健康美味又减重的几种菜谱

菜名	材料	做法
木耳炒芹菜	木耳、芹菜、胡萝卜、酱油、盐、蒜、油（适量）	1. 干木耳用温水泡 20 分钟左右，泡发好的木耳放入开水锅中，焯 2～4 分钟，捞出备用； 2. 锅热放油，油热放芹菜、大蒜，芹菜变色后放入木耳和盐，继续翻炒，芹菜炒熟出锅即可
韭菜炒鸡蛋	韭菜、鸡蛋、红椒、盐、油适量	1. 鸡蛋打散，韭菜洗净切成段、红椒切丝； 2. 锅里放油，放韭菜、红椒丝炒熟，放鸡蛋炒出混合香； 3. 加盐调味出锅
白灼菜心	菜心、大蒜 3 瓣、耗油 1 勺、生抽 2 勺、水、油、盐	1. 大蒜剁碎备用，生抽、耗油、水和盐混合调味； 2. 锅里加上水，放入油和盐，水开后放入菜心； 3. 菜叶煮熟后捞出装盘； 4. 蒜末爆香，倒入混合调料，拌匀后淋到菜心上
拍黄瓜	黄瓜、大蒜、醋、盐、生抽	1. 黄瓜洗净，用菜刀平拍，切成小块，大蒜剁碎； 2. 把拍好的黄瓜和大蒜放入盘中，加入盐、香油、醋、生抽搅拌均匀即可
凉拌腐竹	腐竹、大蒜、辣椒、醋、盐、生抽	1. 腐竹用清水浸泡 4 小时，切断，用开水煮 1～2 分钟，捞出摆盘； 2. 辣椒、大蒜切沫，淋上热油，放适量盐、生抽、香油、白醋调味； 3. 将调味汁倒淋在腐竹上

八、肥胖吃水果减肥靠谱吗?

水果富含多种维生素、矿物质,脂肪少、热量低,成了很多肥胖者的减肥佳品,甚至产生了"纯水果减肥法",每天都吃水果,长期下来虽然有瘦,但还是变相饥饿的方式极易造成营养不均衡,影响孩子正常的生长发育。此外,水果中富含果糖,过量摄入会直接变成三酰甘油。饮食中 20% 的热量来自果糖时,血脂和三酰甘油就会升高。

不是所有水果都低脂、低糖,如榴莲、牛油果、荔枝、鲜枣、香蕉等,属于热量含量较高的食物,吃多了容易肥胖。哪些水果是有助于减肥的呢?从热量表上能看出来(表 3-9),杧果、柠檬、杏、李子等不太甜的水果属于低热量,可以作为减重期水果的优先选择。西瓜不是很甜的吗?因为水分含量很足,单位重量热量并不高;但过量吃西瓜,减重期并不是首选。不管是选择哪种水果,低热量的水果如果吃太多,一样会长胖!

表 3-9　不同水果的热量 / 水分表

水果	热量 (kcal/100 g)	水分 (g/100 g)	水果	热量 (kcal/100 g)	水分 (g/100 g)
椰子	241	51.8	柿子	74	80.6
牛油果	171	74.3	山竹	72	81.2
榴莲	150	64.5	石榴	72	79.2
鲜枣	125	67.4	荔枝	71	81.9
香蕉	115	68.9	桂圆	71	81.4
冬枣	113	69.5	桑葚	57	82.8
菠萝蜜	105	73.2	黄桃	56	85.2
山楂	102	73	火龙果	55	84.8
雪梨	79	78.3	苹果	53	86.1

水果	热量 (kcal/100 g)	水分 (g/100 g)	水果	热量 (kcal/100 g)	水分 (g/100 g)
橙子	48	87.4	杏	38	89.4
樱桃	46	88	柠檬	37	91
蜜桃	46	87.9	杧果	35	90.6
鸭梨	45	88.3	哈密瓜	34	91
葡萄	45	88.3	草莓	32	91.3
蜜橘	45	88.2	西瓜	31	92.3
菠萝 / 凤梨	44	88.4	杨梅	30	92
柚子	42	89	木瓜	29	92.2
枇杷	41	89.3	甜瓜 / 香瓜	26	92.9
李子	38	90	白兰瓜	23	93.2

数据来源：2018 年中国食物成分表 [M]. 6 版 . 北京大学医学出版社，2018.

九、微量营养素不能缺

微量营养素包括矿物质和维生素，两者都在生命中起至关重要的作用（表 3-10）。矿物质根据元素在人体内的含量和人体每日膳食需要量的不同，分为常量元素（占比大于体重的 0.01%，每日需要量 100 mg 以上）和微量元素（占比低于体重的 0.01%，每日需要量低于 100 mg）。维生素根据溶解媒介的不同，可分为水溶性维生素（B 族维生素、维生素 C）和脂溶性维生素（维生素 A、维生素 D、维生素 K 和维生素 E）。虽然微量营养素在人体内的含量很低，却与健康相关，对生命起至关重要的作用，如果摄入过量、不足、不平衡或缺乏都会不同程度地引起人体生理的异常或发生疾病，如摄入铁不足会导致营养性缺铁性贫血，出现头晕、乏力、食欲不振等表现，严重时还会影响到体格发育和智力。"小胖墩"在减重期如果膳食安排不当，容易出现微量营养素缺乏，因此在制定食谱时一定要参照饮食干预的原则，选择合适的食物，注意种类多样、营养均衡，保证营养素的摄入能够满足孩子的正常生长发育。

—• 表 3-10　各种维生素和矿物质的作用及来源 •—

种类	作用	来源
维生素 A	促进生长发育和维持上皮组织的完整性，为形成视紫质所必需的成分，与铁代谢、免疫功能有关	肝、牛乳、鱼肝油；有色蔬菜中的胡萝卜素
维生素 B_1（硫胺素）	是构成脱羧辅酶的主要成分，为糖类代谢所必需，维持神经、心肌的活动机能，调节胃肠蠕动，促进生长发育	米糠、麦麸、豆、花生、内脏；肠内细菌和酵母可合成一部分
维生素 B_2（核黄素）	为辅黄酶主要成分，参与体内氧化过程	肝、蛋、鱼、乳类、蔬菜、酵母
维生素 B_6	为转氨酶和氨基酸脱羧酶的组成成分，参与神经、氨基酸及脂肪代谢	各种食物中，以及肠内细菌合成
维生素 B_{12}	参与核酸的合成、促进四氢叶酸的形成等，促进细胞及细胞核的成熟，对生血和神经组织的代谢有重要意义	动物性食物
叶酸	叶酸的活性形式四氢叶酸是体内转移"一碳基团"的辅酶，参与核苷酸的合成，特别是胸腺嘧啶核苷酸的合成，有生血作用；胎儿期缺乏容易引起神经管畸形	绿叶蔬菜、肝、肾、酵母较丰富
维生素 C	参与羟化和还原过程，对胶原蛋白、细胞间黏合质、神经递质（如去甲肾上腺素等）的合成，类固醇的羟化，氨基酸代谢，抗体及红细胞的生成等均有重要作用	各种水果及新鲜蔬菜
钙	为凝血因子，能降低神经、肌肉的兴奋性，是构成骨骼、牙齿的主要成分	乳类、豆类、绿叶蔬菜

续表

种类	作用	来源
磷	是骨骼、牙齿、细胞核蛋白、各种酶的主要成分，协助糖、脂肪和蛋白质的代谢，参与缓冲系统、维持酸碱平衡	乳类、肉类、豆类和五谷类
铁	是血红蛋白、肌红蛋白、细胞色素和其他酶系统的主要成分，帮助氧的运输	肝、血、豆类、肉类、绿叶蔬菜、杏、桃
锌	为多种酶的成分	鱼、蛋、肉、禽、全谷、麦胚、豆、酵母等
碘	为甲状腺素的主要成分	海产品

十、膳食纤维很重要

营养学界认定膳食纤维为第七类营养素，与蛋白质、脂肪、碳水化合物、维生素、矿物质等传统的六类营养素并列。2010 年 WHO/FAO 定义膳食纤维为 10 个及以上聚合度的碳水化合物聚合物，即不被小肠消化吸收、可进入结肠发酵的物质。膳食纤维具有相当重要的生理作用，它能吸收大肠水分，软化大便，增加大便体积，促进肠蠕动。因为不能被消化吸收，不提供能量，能满足口腹之欲，有利于减肥。目前尚无婴幼儿膳食纤维推荐值，对于 14 岁以下儿童推荐量为 10 g/1000 kcal，青春期达成人水平为 25 ～ 35 g/d。

膳食构成越来越精细，膳食纤维成为普通家庭所关注，在儿童减重过程中发挥着重要的作用。大多数富含纤维的食物，如谷物、豆类、水果和蔬菜等，热量普遍较低，多吃这些食物在控制能量摄入的同时，还能满足咀嚼欲望。科学家发现用麦麸、瓜尔豆胶、果胶等补充于膳食中能减少肠道对脂肪的吸收；黏稠性纤维能使碳水化合物的吸收缓慢，有效防止餐后血糖迅速上升；另外，膳食纤维吸水后体积膨胀可达到数 10 倍，食用后会有饱腹感，可以帮助"小胖墩"对抗饥饿。

十一、科学选择零食

对于肥胖的儿童，选择零食的原则是"新鲜、天然、卫生、营养丰富"，优选新鲜水果、奶类和坚果；此外，家长要学会科学的控制吃零食的量和时间（图 3-12）。

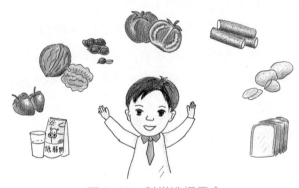

图 3-12　科学选择零食

（一）选择合适的零食品种

1. 水果类

选择各种新鲜水果，但不建议用果汁代替水果，因为水果打成汁后，虽然保留了大部分的维生素，但丢失了膳食纤维、抗氧化的植物多酚，而且果汁的含糖量是新鲜水果的数倍。另外，尽量选择低糖水果，如柚子、青瓜、草莓、桃、李子、橙子、柠檬、枇杷、菠萝、杏等。

2. 奶类

如低脂奶、无糖酸奶、奶酪等。

3. 坚果类

如核桃、花生、松子、杏仁等，为控制盐的摄入量，坚果建议选择原味的。

坚果虽然含有丰富的维生素 E 和不饱和脂肪酸，但同时含有较高的脂肪，每天一小把即可，适量，每周控制在一两到一两半。

4. 其他

可生吃的蔬菜，如青瓜、番茄、甜椒、生菜、胡萝卜等；各种大豆制品，如豆浆、豆腐花、豆干等；全谷物和薯类，如全麦面包、麦片、红薯、淮山药、土豆等都可以作为零食。

（二）科学控制零食量和吃的时间

吃零食距离正餐中间至少相隔 1.5～2 小时，每天食用零食次数应控制在 3 次以内，量不宜过多，睡前不应吃零食，不利于消化吸收及睡眠。避免聚会聊天、上网、看电视时吃零食，这些情形下孩子们往往会无意识多吃零食，影响正餐。养成有计划食用零食的习惯，预先准备少量或小包装零食，避免无意识吃过了头。

第四节　儿童肥胖的饮食管理

一、儿童减重，饮食调整的原则是什么？

对于大多数父母来讲，孩子体型较瘦就担心营养不良影响正常发育。日常生活当中，父母都会为孩子精心准备一日三餐，甚至还会让孩子吃很多其他食物，认为孩子能吃是福，只有胖一点才健康。

实际上，儿童处在生长发育时期，饮食调整的原则是既能保证儿童正常生长发育，又达到控制体重增长、减少体内脂肪存储的目的。因此，肥胖儿童需要减重。家长必须首先了解在不同年龄阶段，孩子每天需要的热量是多少、不同食物的热量是多少，才能有针对性的调整饮食方案，达到既能减重又不影响孩子正常生长发育的目的，严禁使用饥饿或变相饥饿疗法、减肥药物或减肥饮品。

1. 确定合适的总热量摄入量

确定合适的总热量摄入量对于热量的控制要充分考虑儿童生长发育需要，不应过分降低总热量的摄入（图 3-13）。一般以标准体重来决定合适的热量摄入量，在不影响儿童的基本热量和营养素的原则下，逐步减少热量供给。在肥胖控制期间，要循序渐进，不能使体重下降过快，开始只需限制体重增长过快，继而使其下降，至超过正常均值 10% 时，即无须严格限制饮食。各年龄组每日摄入热量见表 3-11。

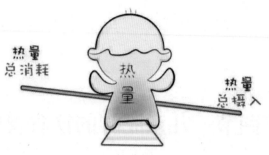

图 3-13　热量摄入与消耗

表 3-11　各年龄组每日摄入热量表

年龄（岁）	摄入量
＜ 5	2510 ～ 3347 kJ(600 ～ 800 kcal)
5 ～ 10	3347 ～ 4184 kJ(800 ～ 1000 kcal)
10 ～ 14	4184 ～ 5020 kJ/(1000 ～ 1200 kcal)

2. 有选择地进食或避免进食某些食物

为满足孩子生长发育的需要，蛋白质供应不宜低于每日 1 ～ 2 g/kg，可占食物总量的 30%，且优质蛋白 (动物性蛋白质) 占 1/2 以上。适当限制脂肪和糖类的供给，但要保证必需脂肪酸和脂溶性维生素的摄入，以增强孩子的耐饿性，主食仍以碳水化合物为主，但限制甜食、饮料及含热量高的食物。多给蔬菜、水果，以米饭、面食为主食，加适量瘦肉、蛋、鱼、豆制品。饮食调整必须家长及孩子积极合作，经常鼓励，树立信心，持之以恒。为满足孩子的食欲，可选择体积大、热量少、膳食纤维含量多的食物，如芹菜、红薯和韭菜等，以增加饱腹感。

3. 建立合理的餐次分配和良好的饮食习惯

在饮食调整的同时，要配合行为矫正，使孩子建立正确的饮食习惯，按合理饮食方案进食，避免暴饮暴食。进餐以少量多次为宜，可以变每日三餐为五餐。热量的分配应加强早中餐量，减少晚餐量，睡前不进食。进餐时宜先喝汤或少量水，并减慢进食速度，增加咀嚼次数和时间，使唾液和食物充分拌和，以增加食物体积，加强饱胀感。

二、儿童减重，应进行哪些饮食行为干预？

行为矫正是肥胖治疗的关键，通过与父母、老师、伙伴及孩子交谈，找出主要危险因素，确定好行为矫正的目标，制定行为矫正的速度、奖励/惩罚措施、正/负诱导等具体内容。常见的不良行为及改善措施见表 3-12。

表 3-12　儿童常见的不良行为及改善措施

不良行为	改善措施
几乎或根本没有固定的进食模式（很少有家庭成员一起吃饭，吃饭时不在桌上吃，吃饭时看电视，追着喂）	● 鼓励一家人一起吃饭 ● 强调膳食和零食的合理安排 ● 避免不吃饭 ● 限制用餐时间分散注意力（如电视、智能手机、平板电脑）
一家人经常在外吃饭	● 找出阻碍家人更经常在家吃饭的原因 ● 提供膳食计划资源，鼓励使用家人熟悉的食谱并在家进行烹饪 ● 评估餐厅的类型和通常的选择，并讨论其他选择
饮食结构差（缺乏水果/蔬菜和全谷物，食用全脂牛奶等）	● 一起了解有关食物营养价值的科普内容（如中国居民膳食指南），讨论每种食物组作为日常饮食一部分的重要性 ● 一起学习"平衡膳食餐盘"的概念，重点是供应充足的蔬菜、水果和纤维（蔬菜、谷物、水果和蛋白质各约 1/4 盘）
缺乏营养基础知识（购物时不阅读食品标签，没有购物清单等）	● 通过学习提升家庭成员的营养知识水平，从设定小目标开始，如学习"平衡膳食餐盘" ● 家庭成员一起讨论，哪些食物应该最常吃，哪些食物应该少吃 ● 一起学习如何阅读食品标签，逐渐增加目标

续表

不良行为	改善措施
过多的精制谷物（白面包）和简单碳水化合物（糖）	● 家庭成员应当了解，全谷物类能减少饥饿感，是增进饭后饱腹感的一种重要手段 ● 全谷类食物的消化和吸收速度比精制的谷物和糖类慢，从而使血糖更稳定，从而减少饥饿感，更健康
高脂肪乳制品摄入量	● 家庭成员一起学习高脂乳制品和低脂乳制品的营养信息 ● 讨论脂肪的种类，了解哪些脂肪更健康，哪些脂肪应该避免（饱和脂肪）
不吃正餐	● 强调每天有规律地吃三顿饭能有利于保持健康的体重和新陈代谢 ● 让家庭成员了解不吃饭会导致饥饿感增加和以后的过度进食 ● 首先制定一个小目标，在孩子通常不吃饭的时候，允许先只吃一组食物 ● 当孩子准备好时，通过引入其他食物组逐渐增加目标；鼓励孩子均衡膳食
零食过量	● 在两餐之间制定一个小吃时间表 ● 选择健康的零食（详见"科学选择零食，营养美味又健康"）
大量摄入含糖饮料	● 一起讨论含糖饮料（包括100%果汁）的热量 ● 估计孩子目前从饮料中摄入的热量，让孩子明白含糖饮料的危害 ● 从家庭环境中消除含糖饮料（不购买含糖饮料） ● 建议家人一起尝试低糖的替代品
水果和蔬菜摄入过少	● 一起讨论蔬菜和水果中纤维的重要性 ● 尝试新的蔬菜和水果 ● 使用速简单的食谱或产品，让水果和蔬菜便于获得
偏食	● 逐渐地给孩子介绍新的食物 ● 为每个家庭成员提供相同的食物 ● 一家人一起吃饭和吃零食 ● 安排膳食和零食 ● 鼓励，但不要施压，让孩子吃特定的食物。多次继续提供相同的食物

三、什么是轻断食？可用于儿童减重吗？

轻断食（the fast diet）也称"5/2断食法"，是由英国医学博士麦克尔·莫斯利发起的一种新的减肥方法，即每周中不连续的2天每天只摄取500 kcal（女生）或600 kcal（男生）能量的食物，其余5天自由饮食，不控制。不难理解，轻断食就是通过限制热量摄入来达到减肥的目的，但处于生长发育时期的儿童，每天的热量不能低于生长发育所需，因此不推荐将轻断食运用于儿童减重。

四、什么是代餐？肥胖儿童可行吗？

代餐（meal replacement）就是能够取代部分或全部正餐的食物。市面售的代餐一般有谷物代餐粉、果蔬代餐粉和全营养代餐粉三种，前两种都只能作为日常膳食的部分替代，如果长期用这两种代餐粉容易出现蛋白质、脂肪和能量的缺乏。全营养代餐粉配方相对比较科学，可以满足人体营养素的需要，不会出现必需营养素缺乏。代餐可以将一餐的热量控制在150～500 kcal，而普通餐一餐的热量摄取为500～1000 kcal。使用代餐能减少能量摄入量，有利于减轻体重。成人肥胖研究发现，使用代餐介入能有效地降低体重、改善血脂，提高肥胖人群减重依从性，实现健康减重效果。

代餐在儿童减重过程中是否也适用呢？国外研究显示，采用低热量摄入的同时配合代餐治疗可以有效减轻体重，甚至逆转新发的2型糖尿病，但长期效果还不明确。由于严格的热量限制，这种饮食方案通常只建议短期使用，并且需要医学专家进行严密的监测才可以作为严重肥胖患儿药物治疗或外科治疗的替代干预方法。如果是出于医疗目的、强烈的减肥决心，建议先提前体检，重点检查内分泌功能，对于甲状腺功能异常或者糖尿病的儿童，一旦长期吃单一食物，特别是代餐这些高营养素密度的食物，营养缺乏或过量的风险就会大大增加。

值得强调的是，减重过程要想疗效持久，关键是合理的膳食结构、良好的进食行为和科学的体育锻炼相结合的综合干预方式，切忌将代餐视为减肥的"法宝"。儿童不可能长期吃代餐，为了减肥暂时摒弃各种美食，达到目标体重后总归要回到普通食物上来。让能量摄入维持在使用代餐时的水平很难做到。如果不配合运动，单靠代餐减肥容易反弹，减重效果难以持续。

五、如何进行食欲管理？

肥胖门诊经常听到家长这样说："孩子总叫饿呀，看着他/她可怜巴巴的样子，真的狠不下心来。刚吃了一大碗饭，转背又去偷摸吃零食。嘴巴说吃饱了，就是无法停下筷子，总是想多吃几口才会觉得满足。"

这些都是由于无法满足的食欲所致，食欲就是胃口好，肥胖儿童就有好食欲。儿童减肥期最大的"敌人"就是来自美食的诱惑，怎样做才能管理好孩子们的食欲呢？注意以下几点。

1. 合理安排膳食，控制摄入量

使用好膳食餐盘，搭配好食物的种类及数量，确定每天摄入的热量及营养素，足够保证孩子的生长发育所需。

2. 合理选择食物，增加饱腹感

纤维素含量丰富的食物需要更长消化吸收的时间，能增加饱腹感，热量低、体积大、膳食纤维含量多、咀嚼速度慢的食物就是减肥良品。常见的有优质蛋白，如鱼禽、瘦肉、鸡蛋等；全谷物类，如燕麦片、杂粮饭、豆类等；含糖量较低的水果，如橙子、柚子、苹果等。

3. 合理进行鼓励，家长全监督

父母可以督促孩子写下膳食日记、体重记录，当减重效果显著时可以适当采取正面激励的措施，但切记不要用食物来当作奖励的方式。

4. 合理领会危害，提高依从性

主观能动性是最强动力，只有引导孩子自己意识到肥胖的危害，下定决心减肥，才能控制好食欲，做到食不过量。体重有明显下降时，增强了信心，对维持减重的积极性将有很大帮助，更有利于增强孩子减重的依从性。

六、如何做到食不过量？

1. 要知道每天该吃什么

最常用的是交通灯饮食干预模式，根据能量密度对食物进行分类，低卡路里的食物被贴上"绿色"的标签，可以自由摄入，中等热量的食物被标注为"黄色"的标签，需要谨慎摄入；而高热量的食物被贴上"红色"标签，则尽量少吃。教会孩子看食品标签上的"营养成分表"，选择低热量、低脂肪、低糖/无糖的食品（表3-13）。

—— • 表 3-13　减肥食物红绿灯选择表 • ——

	绿灯（推荐）	黄灯（少吃）	红灯（不吃）
主食	玉米面、荞麦、燕麦、麦麸、青稞、黑米、薏米、莜面、小米、绿豆等	小麦、稻米、玉米、红薯、土豆	糯米、炸薯条、米粉、粉丝、糖心红薯、牛油蛋糕、爆米花、饼干、白面包、油饼、油条
禽肉类	猪里脊、牛里脊、牛蹄筋、兔肉、鸡胸肉、鸽子肉、鹌鹑、乌鸡、鸭肉等	猪血、猪耳、牛舌、羊肉、鸡腿、鸡爪、鸭掌、鸭血、螃蟹、甲鱼、鱼丸等	叉烧肉、猪肝、猪蹄、香肠、火腿、鸡肝、烤鸭、鹅肝、蟹黄、鱼子、鱼罐头
乳制品	牛奶、无糖酸奶	—	有糖酸奶、牛奶饮品、奶酪、甜炼乳
豆类	绿豆、黑豆、红豆、黄豆、豆浆、豆腐、豆汁	蚕豆、毛豆、豆腐干	兰花豆、油豆腐、腐竹、豆沙馅

续表

	绿灯（推荐）	黄灯（少吃）	红灯（不吃）
蔬菜	深色叶菜（芹菜、菠菜、韭菜、苋菜、空心菜、油菜、生菜、小白菜、莴笋）；瓜类（苦瓜、西红柿、黄瓜、冬瓜等）；藻类（海带、黑木耳、鲜蘑等）	淀粉类蔬菜（土豆、山药、芋头、南瓜、莲藕、红薯、玉米）	—
水果	柚子、青瓜、草莓、桃子、李子、猕猴桃、橙子、枇杷、菠萝、杏、柠檬、樱桃、蓝莓等	石榴、橘子、苹果、梨子、木瓜、椰子、石榴、杧果、柿子、荔枝、桂圆、大枣、哈密瓜、葡萄、黄桃、甜瓜、榴莲	水果罐头、蜜饯
坚果类	花生、榛子、瓜子	高盐坚果、糖浸坚果	—

2. 要知道每天吃了多少

可以通过"平衡膳食餐盘""膳食日记"的方式记录每天自己吃了些什么。有些孩子说，我真没吃多呀，我就是喝水都会长胖。事实上绝大部分孩子发展到超重或肥胖的程度，究其原因还是吃多了。

3. 要合理安排进餐次数

对于肥胖儿童一般推荐少量多餐的进食方式，可以每天安排早、中、晚三餐及2～3次加餐。

4. 要注意纠正不良行为

有些孩子喜欢吃饭的时候看电视、玩手机，这些情形下往往会无意识多吃，因此进餐时要放下手机，远离电视，遵循最传统的办法"饿了才吃，七分饱就停"。

七、如何安排每日膳食?

1. 合理安排膳食种类

食物要多样,比例要恰当。根据膳食指南的要求,平均每天要摄入12种以上的食物。可以参考下面的搭配建议,先练习起来。尽量做到全谷类占主食的 1/3,餐餐有蔬菜,天天有水果,不贪肉蛋奶。

2. 合理安排进餐数量及时间

分餐是一个度量营养平衡的好方式,可以为每位家人准备一个大小适合的餐盘和一个碗,将烹饪好的饭菜分到餐盘里,如之前的膳食餐盘比例。食物多样能保证营养丰富和充足,每餐准备的饭菜最好都能按类别分到格子里,不要空下任何一格。此外要注意按时进餐,推荐少量多餐的方式,不要出现不吃早餐/晚餐的情况,如果其中一餐完全不吃,极易造成孩子出现强烈的饥饿感,再次进食时会出现过量的情况。这样的方式孩子往往难以坚持,不利于养成良好的进食习惯,容易出现体重反弹,导致减肥失败。

3. 合理选择烹调方式

日常生活中多选择清蒸、水煮,少油炸、红烧,少吃油、吃好油:①少吃或不吃猪油、肥肉等含饱和脂肪酸高的油脂,特别是含反式脂肪酸的食物应尽量避免,如人造黄油、起酥油、(部分)氢化植物油等;②增加优质脂肪的摄入,如橄榄油、山茶油,其次是双低菜籽油、花生油,凉拌菜可选择亚麻籽油、紫苏子油、芝麻油等,适当增加坚果和种子类食物的摄入。

八、早餐营养的讲究

常说一日之计在于晨,早餐是一天三餐当中非常重要的一餐,既要营养均衡、种类丰富,又要控制好热量摄入量,一般早餐的热量应该是占全天热量的 30% 左右（图 3-14）。早餐应当有 1 种谷薯类、1 种蔬菜类、1 种水果类及 2 种鱼肉蛋豆奶类，可以参考以下的早餐食谱（表 3-14）。

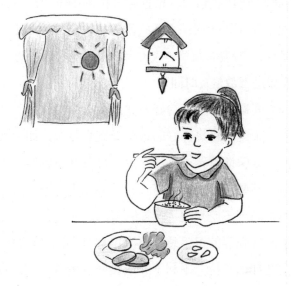

图 3-14　早餐要有营养

表 3-14　早餐食谱及做法

食谱	食材	做法
牛奶、鸡蛋、玉米片、水果	低脂牛奶 1 杯、水煮鸡蛋 1 个、玉米片 1 袋、草莓 3～5 颗	1. 牛奶加热，倒入玉米片即可食用； 2. 水煮鸡蛋可以用切蛋器加工成片状，加少许酱料，提高孩子的兴趣
牛奶、吐司、火腿、蔬菜沙拉	低脂牛奶 1 杯、全麦土司 1～2 片、火腿 1 片、生菜 100 g	1. 吐司、火腿可直接购买成品； 2. 生菜焯拌，可淋上少许油醋汁调味
小米粥、叉烧包、白水煮蛋、蒸南瓜	小米 100 g、叉烧包 1 个、鸡蛋 1 个、南瓜 100 g	1. 小米洗净，用电饭煲或砂锅熬煮； 2. 叉烧包可自己做也可购买速冻成品，和南瓜一起用锅蒸 10 分钟左右，同时水煮鸡蛋

续表

食谱	食材	做法
紫菜蛋汤、豆沙包、红薯、苹果	紫菜 1 片、鸡蛋 1 个、豆沙包 1 个、红薯 1 个、苹果 1 个	1. 水煮开下紫菜，煮软后倒入打散的鸡蛋，加少许盐调味； 2. 豆沙包可自己做也可购买速冻成品，和红薯（切片）上锅蒸 10 分钟左右
鸡蛋饼、滑溜肝丝、蔬菜汁	低脂牛奶 50 g、面粉 200 g、生鸡蛋 1 个、生猪肝 100 g、笋丝 30 g、淀粉若干	1. 将鸡蛋磕入淀粉中，和匀，再慢慢注入鲜牛奶调成稀糊状；预热的平底锅中刷一层植物油，将一大汤匙倒入其中，摊成蛋饼； 2. 生猪肝切丝，在开水中焯一下；葱花、姜丝在油锅中爆炒出香味，水淀粉中加精盐调匀，放入笋丝翻炒，再将控干水的肝丝放入，出锅前加少量蒜片即可

九、过度节食危害大吗？

儿童减肥不能盲目追求体重的下降，任何治疗措施都不应妨碍儿童正常的生长发育，成人期可以使用的饥饿疗法（禁食等）儿童期是不宜使用、不提倡的。处于生长发育期的儿童，除非有严重并发症（如睡眠呼吸暂停综合征、糖尿病等），一般并不推荐减轻体重。短时间过度控制饮食，将导致孩子日常需要的营养物质无法完全获得，影响孩子的生长发育和学习。孩子从正常体重长成肥胖，一般要经过数月或数年，同样减肥也是一个漫长的过程，节食难以长期坚持，一旦减肥措施停止，体重容易反弹。体重的大起大落不仅对身体健康有害，而且容易使肥胖儿童对治疗肥胖失去信心，造成心理上的伤害。不同年龄段儿童减重目标见表 3-15。

• 表 3-15　不同年龄段儿童减重目标 •

年龄	减重目标	备注
0～2岁	不推荐任何降低体重的措施，主要是监测体重、身长的增长和发育状况，避免过度喂养	体重过重导致发育迟缓时，在医生的指导下减重
2～7岁	超重儿童：保持体重 肥胖儿童无并发症：保持体重 肥胖儿童有任何并发症：减重	减重每月不超过 0.5 kg
7岁以上	超重儿童：保持体重 超重儿童有并发症：减重 肥胖儿童：减重	BMI > 35，减重 0.5～1 kg/周

十、减重不当可导致闭经

15 岁的小丽身高 163 cm、体重 53 kg，身为艺术特长生的她对自己的形体要求很高，觉得自己太胖了，中考过后开始减肥，要在 2 个月内甩掉 5 kg 肉，以更加青春靓丽的姿态迈入高中生涯。她翻阅着各种网红减肥方法，开始尝试"轻断食""哥本哈根减肥餐""限糖减肥"等，每天饿得头昏眼花，2 个月后确实瘦了不少，可她发现之前每个月准时的月经现在却迟迟未来。小丽妈妈赶紧带她去医院检查，结果是不恰当的减肥方式所导致的。

为什么减肥会导致闭经呢？月经是子宫内膜在下丘脑、垂体和卵巢分泌激素的共同作用下，出现周期性增生和剥落的过程，受体内激素的精确调节。人体脂肪组织不仅仅是简单的储存能量，还具有重要的内分泌功能。可以通过分泌瘦素作用于下丘脑－垂体－性腺轴而影响女性生殖功能；同时参与人体内性激素代谢，可以促进雌激素生成。此外卵巢需要通过摄取体内的胆固醇合成性激素。所以，当体脂低于正常下限时会造成体内雌激素的合成减少，而雌激素水平的下降，会导致垂体和卵巢之间的调节异常，进而引起月经紊乱，甚至闭经。

十一、学会记录减重饮食日记

减重是一个长期的过程，不是件容易的事，家长和儿童要做好长期坚持的心理准备，很多家庭追求短期快速减肥，没有养成良好的饮食习惯，容易造成反弹。研究显示，坚持写膳食日记的参与者比不写日记的对照者减去了一倍多的体重。膳食日记（表3-16）要求将每天进食的所有食物详细记录下来，包括种类、时间及数量，让儿童及家长提升对于饮食习惯和模式的感知，查看记录时就能发现饮食中存在的问题，觉得吃太多了。临床医生或营养师复查日记时能了解使体重增加的诱因和不良习惯，进行膳食指导，控制其体重增加，还能有利于儿童养成坚持、细心的良好品质。

表 3-16　膳食日记记录表

	主食	蔬菜	肉类	鱼虾	豆制品	奶类	其他
早餐							
加餐							
中餐							
加餐							
晚餐							
加餐							
入睡时间							

第四章

儿童运动

第一节　儿童骨与运动系统的特点

一、儿童骨发育特征

儿童尤其是婴幼儿骨柔软，易弯曲，易变形。学龄前儿童骨还没有生长发育完全，容易发生损伤和变形。骨主要由有机物和无机物组成，有机物赋予骨弹性、韧性，无机物赋予骨硬度。与成人相比，学龄前儿童骨中有机物含量相对较多，无机物较少。儿童骨韧性较大，不易发生骨折。一旦发生骨折，通常犹如植物的青嫩枝条，折而不断，因此被称为青枝骨折。青枝骨折愈合不当，则易出现骨畸形。

随着幼儿年龄的增长，骨内的无机物逐渐增加，骨的硬度也随之增强。幼儿时期缺乏钙质或维生素 D 会引起骨变形、佝偻病等，如胸廓会因缺钙造成鸡胸影响心、肺的功能和发育；如果学会走路的幼儿缺钙，柔软的腿骨受到体重作用后会发生变形造成 O 形腿或 X 形腿。

出生后，儿童体内部分软骨将骨化为硬质骨，软骨骨化的发生部位主要位于腕部、脊柱、骨盆等。整个骨化过程直到 20 ~ 25 岁才能完成。腕骨共有 8 块，新生儿的腕骨全部为软骨，腕骨的骨化在 6 ~ 10 岁发展，10 ~ 14 岁骨化完成。在骨化完成以前，学龄前儿童的手腕力量小，容易受损，因此应避免让其提、拿过重的物品，也不要过度使用腕部进行活动，如长时间写字、弹钢琴、打网球等。近年来，应用骨龄测定判断身高，一般将手及腕部作为测定骨龄的代表部位，主要通过照 X 光片观察骨化中心的出现、形态等判断骨龄，骨龄的判断不能绝对化，应综合考虑骨龄的变异范围，以及被检查者的种族、地区、性别等差异。

骨盆由髋骨、骶骨、尾骨组成。髋骨到 16 岁左右由 3 块骨愈合而成一块髋骨，一般到 19 ～ 25 岁髋骨完全骨化。如果学龄前儿童从高处往硬地上跳，未完全骨化的髋骨遭受冲击，易发生错位。人体骨盆受到损伤后会影响到膀胱和生殖系统的正常功能和生长发育。

骨的生长速度快，易修复，易再生。骨由外而内有三部分结构：骨膜、骨质和骨髓，学龄前儿童的骨含有较厚的骨膜及丰富的血管，骨膜内的成骨细胞会影响骨的生长及再生，学龄前儿童新陈代谢旺盛，骨愈合能力较强。

二、儿童运动系统特点

青少年儿童骨组织的水分和有机物质（骨胶原）多，无机盐（磷酸钙、碳酸钙）少，软骨成分较多。骨的这些结构特点使骨的弹性较好而坚固性较差，儿童骨不易完全折断，但易于发生弯曲和变形。少年儿童关节面软骨较厚，关节囊、韧带的伸展性大，关节周围的肌肉细长，关节活动范围大于成人，但关节的牢固性差，在外力作用下容易脱位。

肌肉中水分多，蛋白质、脂肪、无机盐相对少，肌肉细嫩，收缩机能较弱，耐力差，易疲劳。儿童身体各部分肌肉的发育不平衡，呈现躯干肌先于四肢，屈肌先于伸肌，上肢肌先于下肢肌，大块肌肉先于小块肌肉的发育。肌肉力量的发展也有不定期的规律性：在生长加速期身高增长加速时，肌肉主要向纵向发展肌肉力量和耐力较差；在生长加速期结束时，肌肉横向发展较快，肌纤维增粗，肌肉力量增加。

三、儿童科学锻炼应遵循的原则

1. 全面锻炼原则

人体是一个完整的统一体，其各部分组织器官、系统之间虽具有相对的机能，但又相互联系、相互影响。只有全面锻炼才能促进整个身体的全面发展，否则就会造成身体发展不均衡和不协调。这对于正处在发育阶段的少年儿童来说，尤为重要。有研究表明，不同锻炼内容所引起的人体内生理变化和适应各不相同，如跑的锻炼能提高学生的肺活量，单、双杠的锻炼能增强手、臂的力量等。而全面锻炼能使这些良性适应起到互补和促进作用，从而使身体素质和运动能力得到全面发展和提高。因此，全面锻炼是一条重要的原则。

2. 循序渐进原则

人体对体育锻炼的刺激促使机能发生变化，是在多次重复下逐渐适应、发展、提高的过程。或者说，通过体育锻炼提高身体素质和基本活动能力达到增强体质的过程，是有序的逐渐完成的锻炼效果。因此，儿童的体育锻炼必须循序渐进，否则不仅不能获得提高运动能力的锻炼效果，反而有损健康，甚至造成身体损伤。

3. 区别对待原则

现代教育的一个重要原则是因材施教，少年儿童体育活动中的身体锻炼也应做到区别对待。事实证明，即使在一个年龄相同的群体中也会存在性别、体质、体能基础及遗传等诸多因素的差异。因此，进行身体锻炼必须根据儿童实际，在锻炼内容、方法和运动量方面区别对待，否则就会产生有人"吃不饱"、有人"吃不消"的现象。如进行长跑锻炼时，就不能男女同学均练 800 m 长跑，而应根据性别和个人身体素质情况加以区别对待。

4.经常锻炼原则

从生物学的角度看，人体的发展和体质的增强，是一个不断适应、积累和逐步提高的漫长过程。既不能"立竿见影"，也不能一劳永逸。根据"用进废退"的原理，人体对体育锻炼的适应与变化规律是：经常锻炼则进步、发展，不坚持锻炼则退步、减弱。因此，少年儿童的身体锻炼应坚持不懈、持之以恒，否则原来锻炼所取得的效果便会消退。

四、儿童体育锻炼的注意事项

了解了儿童的生理特点及科学运动原则，进行体育锻炼时有的放矢，做到心中有数。总体来说，儿童时期进行体育锻炼的目的是为了培养对体育运动的的兴趣，教育正确认识身体好与学习好的关系，提供一个休闲、放松、锻炼的机会，使儿童的成长更加健康，为儿童的健康成长创造更加舒适的环境！根据儿童肌肉、关节和骨的结构、机能特点，在体育锻炼时应注意以下几点。

（1）充分利用关节活动范围大的特点，多进行柔韧性练习，同时应重视发展关节的稳定性，以防关节损伤。

（2）适当的体育锻炼可以促进骨的生长，使身体长高，但运动负荷不可过大，而且要进行对称性练习，以免造成脊柱弯曲，肢体畸形。

（3）要有计划地发展小肌肉群的肌肉力量，促进肌肉的平衡发展。在生长加速期，应多采用纵跳和支撑自身体重等伸展肢体的力量练习（图4-1），少进行或不进行大负荷的力量练习。

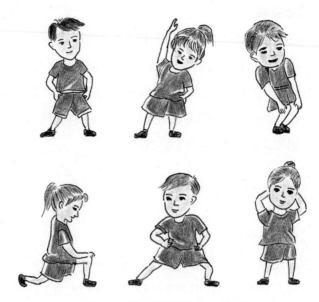

图 4-1　重视儿童的体育锻炼

第二节　儿童运动方式与作用

一、什么是有氧运动?

有氧运动是指以增强人体摄入、输送与使用氧气能力为目的的耐久性运动。在整个运动过程中，人体吸入的氧气与人体需求相等，即达到了平衡，因此它的特点是强度低、有节奏、不中断、持续时间长。人体在进行长时间的耐久运动时，体内糖原分解产生的热量远远不能满足人体能量的供应，这时需要动用体内的脂肪，体内的脂肪经过氧化分解，产生能量供应人体。长时间的有氧运动可以使血浆胰岛素水平下降，肾上腺素分泌增加，促使脂肪水解过程的限速酶活性增加，加速脂肪的水解，促进脂肪的分解。因此，有氧运动能够有效地控制脂肪的合成和增加脂肪的供能，从而减少脂肪在体内总的合成，促进脂肪的消耗，是最安全、最有效、最科学的减肥方式。心率是测定有氧运动强度的最直接指标。有氧运动促进有效减肥的最佳运动强度通常应控制在最大心率的 $60\% \sim 75\%$，由丁最大心率只是一种运动的估算，故实际强度要因人而异，如果不顾自己的身体条件一味追求强度，则将不利于健康。

二、适合儿童的有氧运动有哪些？

1. 各种有氧健身操

长期有氧健身操锻炼可以增加能量总消耗，特别是增加脂肪供能比例。有氧健身操是一项动感较强的全身性运动，运动时全身各大小肌群都参与活动，能有效提高儿童各种身体素质，有氧操运动对场地和气候要求不高，一年四季都能在学校或家中开展。

2. 游泳

游泳是在水中进行以有氧代谢为基础的运动，由于水的压力、浮力、阻力及水的导热性与陆上的不同，人体在水中以不同方式运动时，产生的效果也与陆上运动不同，它可以通过增加能量消耗，减少体内脂肪的积蓄，抑制脂肪细胞的积累，加快脂肪代谢，使更多的能量以热量的形式散发出来，尤其是长时间漫游，消耗的能量主要来自脂肪，从而增强了减肥的直接效果，并加快了减肥的速度，达到健康减肥的目的。

3. 动感单车

动感单车的设计非常适合有氧训练，和所有的有氧运动一样，动感单车是在充分激活身体的运动细胞后排出很多汗液，身体的水分流失很快，因此要及时补水。但是大量的水分流失并不代表它是靠"减水"来减肥的，45分钟的动感单车会燃烧400～500卡路里热量，相当于长跑一个半小时。

4. 跑步

每次运动时间不少于20分钟，速度不用太快，运动的时候保持均匀呼吸。20分钟的慢速长跑不但能大量耗尽体内的糖原，而且要动用体内的脂肪，且由于慢速长跑不很剧烈，不会使机体过分缺氧，故有助于脂肪的消耗，从而达到减肥的目的。

5. 跳绳

跳绳简单易学，器械也简单，环境要求不高，是非常好的有氧运动，跳绳能在几分钟内提高心率和呼吸频率，同时能锻炼全身的协调性和灵敏度（图4-2）。

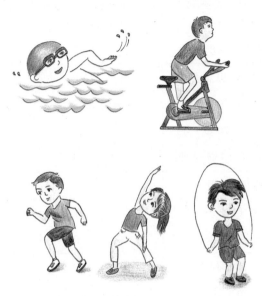

图4-2　适合儿童的有氧运动

三、不同活动的能量消耗量？

从不同性别、不同负荷的活力能量消耗量来看，男子能量消耗量最大的三个项目依次是快速慢跑、游泳和慢速慢跑；女子能量消耗量最大的三个项目依次是快速慢跑、慢速慢跑和上楼梯。儿童及家长可参照成人标准（表4-1），根据各自的健康水平、运动能力、兴趣爱好选择适宜的健身运动项目，然后根据自身需求计算运动时间。

表 4-1 常见运动项目的男女之间能量消耗差异

运动项目	负荷	能量消耗量 [kcal（kg·h）]	
		男	女
引体向上	面向立柱牵引	2.10±0.90	1.74±0.62
步行	慢速（90 步 / 分）	2.51±0.75	2.35±1.02
	快速（130 步 / 分）	4.34±1.18	4.23±1.54
慢跑	慢速（130 步 / 分）	8.44±3.08	8.21±2.27
	快速（170 步 / 分）	12.12±2.80	10.14±2.30
登楼梯	下楼梯（2 级 /3 秒）	2.68±1.14	2.04±0.59
	上楼梯（2 级 /3 秒）	5.41±1.61	4.83±1.37
自行车	慢速（140 米 / 分）	2.77±0.97	2.36±1.28
	快速（280 米 / 分）	4.34±1.10	4.57±2.05
游泳	泳姿不限	9.22±3.98	4.55±1.55
跳绳	单人跳绳	7.70±2.22	4.06±1.63
广播体操	第八套广播体操	6.30±2.58	3.47±1.05
踢毽子	踢毽子	4.26±1.07	2.44±0.77

不同类型身体活动的强度因人而异。学术意义上的运动强度分级标准为静息能量消耗为 1 代谢当量（MET），据估计，与静坐相比，一个人消耗的卡路里在进行中等强度活动时可达 3～6 倍（3～6 代谢当量），在进行高强度活动时可达 6 倍以上（大于 6 代谢当量）。

小强度活动为 $1.5 \leqslant MET < 3$，中等强度活动为 $3 \leqslant MET < 6$，大强度活动为 $6 \leqslant MET < 9$，$MET \geqslant 9$ 为剧烈运动。身体活动的强度取决于个人以往的锻炼情况及其相对健康程度。因此以下实例仅作为指导，应因人而异。

中等强度身体活动（3～6 代谢当量）需要中等程度的努力并可明显

加快心律。中等强度运动主要包括：快走、跳舞、园艺、家务、积极参与游戏和体育运动、带宠物散步、搬运中等重量的物品（小于 20 kg）。

高强度身体活动（大于 6 代谢当量）需要大量努力并造成呼吸急促和心律显著加快。高强度运动主要包括：跑步、快速上坡行走 / 爬山、快速自行车、有氧运动、快速游泳、竞技体育运动和游戏（如传统运动、足球、排球、曲棍球、篮球）、用力铲挖或挖沟、搬运沉重物品（大于 20 kg）。

四、如何培养孩子的运动兴趣与习惯？

身体素质的培养多数源于对运动的坚持，养成好的运动兴趣及习惯。因此，对孩子运动兴趣及习惯的培养是十分重要的。运动兴趣及习惯的养成是一个循序渐进的过程。家长及老师应该在其中扮演一个良师益友的角色，引导孩子发现运动的乐趣，挖掘其运动潜能，使其在参与中认识到体育运动带来的真正价值。

1. 提高家长及老师对运动益处的认识

通过各种方法向家长宣传运动习惯养成的重要性，让家长了解孩子要如何运动才能养成运动的习惯，同时鼓励家长自己也要积极地参与到运动中，只有爱运动的爸爸妈妈才会培养出一个爱运动的孩子，让孩子和父母一起参与到运动中来，从而逐步提高家长培养幼儿运动习惯的意识。孩子喜欢模仿大人的行为，大人带头锻炼，尤其是与孩子进行比赛，更能引起他的兴趣，有利于养成习惯。

2. 提供趣味性的运动环境及器材

新颖、独特的活动器材和活动内容是促使儿童积极、主动地投入活动的重要因素，可提高儿童的运动兴趣。在选择运动器材时，须给儿童自由选择的权利，成人作为引导者和指导者，鼓励儿童主动参与运动。同时给儿童穿着舒适的衣着以便于运动，如运动衣裤、运动鞋袜。

3. 科学合理地安排运动时间段

家长需提供给孩子严格的作息时间，利用生理节奏的规律，达到培训习惯的目的。例如，要求孩子尽量每天晚上在同一时间就寝，早晨在同一时间起床，并在同一时间进行体育锻炼，并让孩子每天进行运动，让运动成为孩子生活的一部分，形成有利于孩子健康的良好的生物钟。还要遵循儿童的生长规律，根据儿童的年龄特点和各年龄段儿童的体力能力和认知能力，做到由易到难，由少到多。

4. 通过多种途径培养运动习惯

除了家庭及校内运动之外，还可以加强孩子的课外实践活动，学生体育锻炼习惯的养成，单单依靠校园内部的学习是不能实现的。学校及家庭还需要组织丰富多彩的户外体育活动或者体育竞赛等，以此来增强孩子的运动兴趣。课外活动的有效开展不仅可以活跃校园体育文化，还能够扩大孩子对于体育知识的理解，最重要的是丰富了孩子的课余活动，使其在任何时候都能拥有积极的心态，最终养成终身体育的习惯。

五、运动会给孩子带来哪些益处?

1. 加强机体的新陈代谢

体育锻炼时，由于肌肉代谢的增强，产生的热量也随着增加。虽然神经系统的调节加强了散热过程，但仍然慢于产热过程，因此体温升高。运动时体温适度升高对机体是有利的：首先能提高中枢神经系统的兴奋性，提高酶的活性，促进代谢过程的进行；其次加强了呼吸、血液循环功能；再者还可降低肌肉的黏滞性，从而有助于加强肌肉收缩的力量及密度，并可加大关节的活动范围。

2. 增强运动系统机能

体育锻炼时骨的血液供给得到改善，骨的形态结构和性能都发生良好的变化，骨密质增厚使骨变粗，骨小梁的排列更加整齐而有规律，骨骼表面肌肉附着的突起更加明显。这些变化使骨变得更加粗壮和坚固，从而提高了骨的抗折、抗弯、抗压缩和抗扭转等方面的能力，这些对儿童更具有积极的意义。体育锻炼的目的不同对人体各部分骨骼的影响也不同。体育锻炼既可增强关节的稳固性，也可提高关节的灵活性。体育锻炼可使肌纤维变粗，肌肉体积增大。

3. 增强心血管系统的功能

体育对心血管的形态结构和功能都会发生不同程度的良好影响。体育锻炼时心脏的工作量增加，心肌的血液代谢过程加强，这样不但使心脏具有更大的收缩力，而且还能增加心脏容量，从而使心脏的每搏输出量和每分钟输出量增加。到中老年时，还可延缓肌纤维退化过程。此外体育锻炼影响血管的结构，改变血管在器官内的分布；能反射地引起冠状动脉扩张，使心肌的毛细血管数量增加；促使身体大量贮备着的毛细血管开放；显著降低血脂含量；使脉搏徐缓和血压降低。

4. 有利于呼吸系统

运动时要消耗能量。体力活动越剧烈氧的消耗越多，于是呼吸活动就会通过各种调节方式明显得到加强。运动对呼吸功能的作用是复杂的，除能最大限度地改善人体的吸氧能力，降低呼吸中枢对乳酸和二氧化碳的兴奋性。运动能提高呼吸功能，可以使呼吸肌发达，收缩力增强，最大通气量增大，肺活量增大，呼吸差区别较大。还能提高缺氧耐受力、氧的吸收利用率，使得调节呼吸节奏和形式的能力增强。

5. 对消化器官有良好作用

运动能使胃肠的蠕动加强，消化液的分泌增多，进而使消化和吸收的能力提高，增加食欲。但是，饭后立即进行比较激烈的运动，或比较激烈运动后立即进食都对消化有不良影响。因此在激烈运动时，大脑皮质运动中枢兴奋占优势，以至于减弱和抑制了其他部位的活动，使消化中枢处于抑制状态，因而减弱了胃肠的蠕动，并减少了消化液的分泌。

6. 有利于人体中枢神经

运动可以改善和提高中枢神经系统的工作能力，使中枢神经及其主导的部分大脑皮质的兴奋性增强，抑制加深，使得兴奋和抑制更加集中，从而改善神经系统的均衡性和灵活性，提高大脑皮质分析和综合的能力，增强机体适应变化的能力和工作的能力。如经常从事体育锻炼的人和运动员灵活性高，反应速度快，反应时间短。

7. 促进心理健康

主要表现在可以调节情绪，陶冶情操，提高人的应变能力和适应能力；可使人生活愉快，精神饱满，心情舒畅，达到建立健康心理的目的。

第三节　肥胖儿童的运动减重

一、儿童运动减重的原则

肥胖儿童在运动减重时应注意把握运动强度、频率、时间和形式等方面的原则。从运动强度方面来说，肥胖儿童由于自身体重较大，心肺功能不佳，因此其运动强度应做到因人而异、不宜太大，并以心率为标准，在运动过程中应该达到个人最高心率的 60% ～ 70%。在早期开展运动时，可将运动心率调节到 100 ～ 110 次 / 分钟，之后逐步将运动时儿童脉搏调节达到 150 次 / 分钟左右为宜，这种强度既能有效地消耗其体内脂肪，也不会让儿童太过疲劳。就运动频率而言，肥胖儿童在刚开始时可以从中、低频率开始，如每周 2 ～ 3 次运动，在 1 ～ 2 个月过渡期之后逐渐增加到每周 5 次或以上，最理想的频率是每天均进行运动。

在运动时间方面，由于 20 分钟以上低强度运动才能促进脂肪分解，所以每次的运动时间不能少于 30 分钟，每天的运动时间可以累加，以 1 小时左右为宜。儿童减肥切忌急于求成，在短时间内体重暴减，一般需坚持 2 ～ 3 个月以上的运动干预体重才会开始逐渐下降，需要 1 年以上的干预时间才能逐步恢复正常体重。此外，儿童机体生物节律周期有着一定节律性，即便参加同样的运动，下午和晚间开展比上午会多消耗 20% 的能量。在晚餐前 2 小时开展运动锻炼能够比其他时间消耗更多的脂肪，因此建议在此期间内进行锻炼。

在选择运动项目时，要注重其安全性、方便性、有效性和趣味性，还要尊重孩子自己的选择，以便其能够长期坚持。可以选择娱乐性强和以身体移动为主的项目，如长跑、游泳、跳绳、踢球、各种游戏等。对于青少年，可进行强度稍大的运动，如划船、登山等。同时家长要起到榜样作用，应给孩子足够的机会并鼓励其加强锻炼，如步行、骑车、爬楼梯及运动游戏，还可以参与足球、游泳、舞蹈等有组织的集体项目。值得强调的是，运动的同时还需与饮食控制相结合，尤其是要与动物脂肪保持足够的距离，只有这样才能达到理想体重。

二、哪些运动可以帮助减重？

运动是身体活动的一种类型，是为了维持或提高体能、运动技能或健康而进行的有规律、有计划、有组织的身体活动。身体活动又有不同的分类方法：按活动强度可分为低、中和高强度；按活动类型可分为有氧运动、无氧运动和抗阻训练。身体活动能促进身体健康，包括改善体成分、提高心肺耐力、促进心血管健康和代谢健康、改善骨骼、肌肉和关节健康。对于超重及肥胖儿童建议开展以移动身体为主要形式的运动项目，如踢球（图4-3）、接力跑、游泳、长跑、散步等，同时可以开展骑自行车以及娱乐比赛活动，如果有条件，可以在室内跑步机或者平板上实现锻炼。

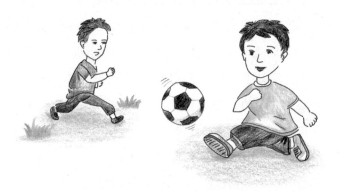

图4-3　踢球有助于肥胖儿童减重

三、0～3岁（婴幼儿期）的减重运动

与营养干预一样，运动干预也应从婴幼儿期开始进行。世界卫生组织建议1岁以内的婴儿每天应进行多次不同形式的身体活动（如做婴儿操、与父母进行互动游戏等），对尚无法自主行动的婴儿应包括不少于30分钟的"肚皮时间"（清醒时进行俯卧位伸展运动等）。

0～3岁是孩子运动能力发育的初级阶段，处于大运动及精细运动的发展阶段，容易培养良好的运动兴趣和习惯。但是这个年龄的孩子肌肉组织少，心肺功能及骨骼还没有完全发育好，主要锻炼其摸、爬、滚、坐、走、小跑等大运动能力，并逐步培养灵活性和协调性（表4-2）。1～2岁的幼儿每天应进行至少3小时包含中等强度及以上的身体活动。2岁以内婴幼儿每次的受限时间（如被限制在婴儿车、手推车、饭椅上等）不应超过1小时。而且增加婴幼儿的身体活动也有助于培养儿童期良好的运动习惯，对控制体重有重要意义。

表4-2　0～3岁婴幼儿的运动

年龄	常见活动指南	每次运动时间	每天运动次数
0～1岁	俯卧、婴儿操、用手玩玩具、坐、翻身、滚动、爬行等	20分钟之内	1～3次
1～2岁	爬楼梯、走动、小跑、能够让身体动起来的游戏	20～30分钟	1～3次
2～3岁	到户外玩耍、跑步、爬楼梯、跳跃、跳舞	30分钟左右	2～3次

四、3～6岁（学龄前期）的减重运动

对3岁以上的儿童而言，有学者认为身体活动、静坐时间和睡眠时间这三者会对健康产生联合效应，因此需将三者共同组成的24小时身体活动作为一个整体，来对儿童的健康收益评估和肥胖干预。对于学龄前儿童每天应进行至少60分钟的体育活动，最好是户外游戏或运动，如骑小自行车、跳舞、球类游戏活动等。

我国《学龄前儿童（3～6岁）运动指南（专家共识版）》提出，该年龄阶段儿童的全天各种类型身体活动时间应累计180分钟以上，其中中等强度及以上的身体活动累计不少于60分钟。这个年龄阶段的孩子处于平衡性、协调性发展的灵敏期，不再满足于单纯地坐、站、走，他们想尝试更多运动项目（表4-3）。但由于其平衡力、协调力和视觉发育仍未完全成熟，所以容易受到意外伤害，家长需要加强监管。家长可以用游戏的方法来发展他们具体的运动能力，如坐位体前屈、跳舞、跳远、攀爬等，还可以练习单脚跳、跳绳、踢毽子，或用手接球、投篮、踢足球等。孩子每次活动时间控制在30分钟以内，每天保证运动1～2次即可。

表4-3 3～6岁儿童的运动

年龄	常见活动指南	每次运动时间	每天运动次数
3～4岁	跑步、爬楼梯、追逐打闹、滑梯、荡秋千、户外活动	30分钟左右	1～2次（每次可进行1～2种活动）
4～5岁	跑步、骑车、在操场玩耍、滑梯、捉迷藏、跳远	30分钟左右	1～2次（每次可进行1～2种活动）
5～6岁	跑步、骑车、跳舞、捉迷藏、跳绳、手拍球、脚踢球、踢毽子	30分钟左右	1～2次（每次可进行1～2种活动）

五、6～12岁（学龄期）的减重运动

对于学龄期儿童每天累积至少60分钟中高等强度的身体活动，以有氧运动为主，如长跑、游泳、打篮球每次运动的强度达到最大心率的50%～60%。每周至少进行3次高强度身体活动，以长跑、游泳、打篮球等有氧运动为主，3次抗阻力运动，如仰卧起坐、俯卧撑、引体向上等。

学龄期儿童可以选择的运动类型较为多样，主要以安全性且符合该年龄阶段儿童身体发育特点为主，可以选择慢跑、游泳、运动体操、各种球类项目等，且可以儿童自身的兴趣爱好来进行自主选择。

我国《中国儿童青少年身体活动指南》推荐：儿童（6～17岁）每日应进行至少累计60分钟的中高等强度身体活动，包括每周至少3天的高强度身体活动和增强肌肉力量、骨骼健康的抗阻活动（表4-4）。学龄期的孩子更加爱动，跳跃、球类运动技能变得更精细，表现出灵活性、平衡性、敏捷性和力量感等特点，因此运动形式需要更加多样化、丰富化。这个阶段孩子的骨骼、肌肉虽然较前有所增长，但仍然存在较大的不足，因此仍应以游泳、跑步、广播体操等有氧运动为主，外加一些简单的对抗项目，如跆拳道、击剑练习、仰卧起坐等。还可以参与一些对抗性不太强烈的集体运动，如打乒乓球、羽毛球等。

表4-4　6～12岁儿童的运动

年龄	常见活动指南	每次运动时间	每天运动次数
6～8岁	仰卧起坐、跳绳、跑步、游泳、骑车、踢毽子、跳高、跳远、广播体操	30～60分钟	1～2次（每次可进行2～3种活动）

年龄	常见活动指南	每次运动时间	每天运动次数
9 ～ 10 岁	仰卧起坐、俯卧撑、引体向上、游泳、跑步、跳绳、乒乓球、羽毛球、广播体操	30 ～ 60 分钟	1 ～ 2 次（每次可进行 2 ～ 3 种活动）
11 ～ 12 岁	仰卧起坐、俯卧撑、引体向上、瑜伽、游泳、跆拳道、击剑练习、哑铃操、各种球类项目、广播体操	30 ～ 60 分钟	1 ～ 2 次（每次可进行 2 ～ 3 种活动）

六、12 ～ 18 岁（青春期）的减重运动

　　青少年每日应进行至少累计 60 分钟的中高强度身体活动，包括每周至少 3 天的高强度身体活动和增强肌肉力量、骨骼健康的抗阻活动。青春期孩子的骨骼质量和肌肉含量增加迅速，爆发力、速度、耐力均快速增长。该年龄阶段的孩子对自己的运动能力会有一定认知，可以挑选 1 ～ 2 项运动进行专项练习。根据男女不同的生理特点及身体结构，男孩可以做一些有力量、速度、对抗性、爆发性的运动项目，如跆拳道、短跑、足球、篮球、排球等运动；女孩推荐瑜伽、长跑、骑自行车等有氧运动。另外还需要进行一定的抗阻训练以促进肌肉体积与力量增长，男孩进行抗阻训练时，负重可以达到最大力量的 70% ～ 80%，女孩可以达到最大力量的 50%。男孩进行抗阻训练，要坚持力量较大、组数较少的原则，以发展最大力量；女孩则要坚持力量相对小，但组数较多的原则，从而发展力量和耐力，抗阻训练可以隔天进行，每周 3 次左右。建议这个时期的孩子，每次运动时间控制在 60 分钟左右，运动强度可以达到成年人水平（表 4-5）。

· 表 4-5　12 ～ 18 岁儿童的运动 ·

年龄	男孩常见活动指南	女孩常见活动指南	每次运动时间	每天运动次数
12 ～ 13 岁	跆拳道、跑步、足球、篮球、排球、游泳、滑冰或滑板、武术、街舞；抗阻运动：引体向上、俯卧撑、仰卧起坐	瑜伽、长跑、骑自行车、爬楼梯、游泳、爬山、有氧体操、跳舞；抗阻运动：哑铃操、深蹲、仰卧起坐	60 分钟左右	1 ～ 2 次（每次可进行 2 ～ 3 种活动）
14 ～ 15 岁	跆拳道、跑步、足球、篮球、排球、游泳、滑冰或滑板、武术、街舞；抗阻运动：引体向上、俯卧撑、仰卧起坐	瑜伽、长跑、骑自行车、爬楼梯、游泳、爬山、有氧体操、跳舞；抗阻运动：哑铃操、深蹲、仰卧起坐	60 分钟左右	1 ～ 2 次（每次可进行 2 ～ 3 种活动）
16 ～ 17 岁	跆拳道、跑步、足球、篮球、排球、游泳、滑冰或滑板、武术、街舞；抗阻运动：引体向上、俯卧撑、仰卧起坐	瑜伽、长跑、骑自行车、爬楼梯、游泳、爬山、有氧体操、跳舞；抗阻运动：哑铃操、深蹲、仰卧起坐	60 分钟左右	1 ～ 2 次（每次可进行 2 ～ 3 种活动）

七、合理制定运动减重方案

2016 年加拿大发布了全球首部针对儿童活动行为的 24 小时活动指南（图 4-4）。指出儿童中健康的 24 小时应包括：每天应进行至少 60 分钟的中、高等强度身体活动；5 ～ 13 岁儿童每晚应保证 9 ～ 11 小时的连续睡眠，14 ～ 17 岁青少年每晚应保证 8 ～ 10 小时的连续睡眠；每天面对手机、电脑、电视等的屏幕时间不应超过 2 小时。学龄前期儿童可以根据他们的兴趣爱好选择包括跑步、追逐打闹、跳绳、游泳、滑梯、荡秋千、拍皮球、捉迷藏、骑自行车和跳舞等运动方式。

同时，生活中要避免久坐行为，每天看电视、手机、电脑的时间不超过2小时。运动前做好充分的准备，避免受伤，运动中和运动后注意补充水分。运动要注意适度，短期内过度疲劳的运动可能适得其反，对身体造成损害。运动贵在持之以恒，形成良好的生活习惯，才能有效地减肥。

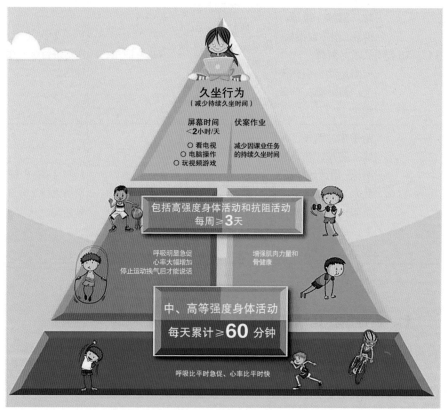

图4-4　儿童活动行为的24小时活动指南

八、儿童运动减重如何进行安全防护？

儿童正处于生长发育的阶段，在运动中容易受到伤害，产生运动损伤。应当根据儿童自身条件选择适宜运动；根据选择的运动项目选择相应的衣物和鞋子及必要护具；选择适宜的场所和环境；运动前要做好准备活动，运动后做整理运动；饭后 1 小时内不要剧烈运动；过于疲劳时不要运动；运动中出现不适，即刻停止运动。注重运动过程中的安全性，做好相应的措施和保护，保障运动安全。

（1）儿童身体发育非常快，是成长的黄金时期，身体当中的各部分机能正在逐步完善，这一过程当中，其骨骼、关节及肌肉等均容易受到损伤，因此运动的设置要科学。

（2）儿童处于一个好动的年龄，其独立意识的形成和发展速度非常快，自控能力却比较差，不喜欢遵守运动规则，也容易犯规。在运动的过程中，喜欢表现自己、逞强，缺乏较高的安全意识等都是容易受伤的原因。因此，要着重培养他们的安全意识，在体育活动当中对活跃程度进行把控，有效对活动进行组织。

（3）运动前要做好准备工作，创建良好的运动环境。其一，对体育器材的完整进行检查，及时找出安全隐患并排除；其二，运动器材的摆放要有密有疏，合理有序；其三，对儿童的着装安全性进行检查，并询问儿童的身体状况；其四，合理安排活动，并组织儿童做好相关的准备工作。

（4）运动时要全程监督儿童运动情况，及时解决安全隐患，对儿童不规范行为进行矫正。运用简单明了及生动的标志来提醒儿童哪项动作属于危险动作，并在运动场地标志出正规、科学的运动姿势等，并用醒目的标志将危险区域隔离出来。

（5）培养儿童的运动损伤应急处理能力，对于体育运动来说，百分之百的安全是很难保证的，动态情况下，"小磕小碰"的运动损伤出现是正常的。家长和老师能做的一方面是通过安全知识的普及来降低儿童受伤的概率；另一方面就是教给儿童损伤的应急处理技巧，让儿童出现运动损伤的情况下能够进行基本的自救及助人。

第五章

中医与儿童肥胖
相关知识

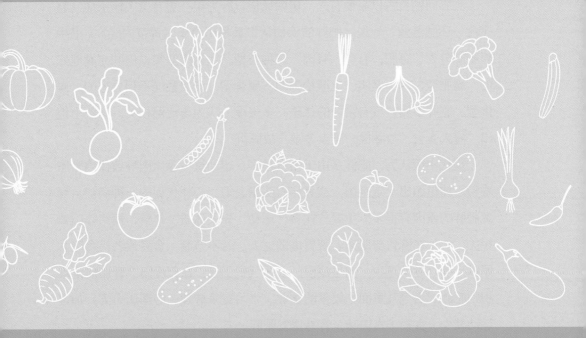

第一节 中医与儿童肥胖

一、中医对肥胖的认识

肥胖问题自古以来便有之，唐朝风俗以胖为美，更有美人杨玉环、赵飞燕"环肥燕瘦"一说。肥胖的疾病认识最早出自于《黄帝内经》，书中将肥胖分为"有肥、有膏、有肉"三种类型。认为肉坚实、皮肤完满健好的，属肥型；肉不坚实、皮肤松弛的，属膏型；皮肉紧连不相分离的，属肉型。肥胖多属"气有余"的体质，多气虚，认为与痰湿相关，脉象上提出"瘦人多火，故脉健；肥人多湿，故脉沉"。

现代中医认为，肥胖多由于摄食过多、运动过少等原因导致体内膏脂堆积，体重超出一定范围，或者伴有头晕乏力、心悸气促的一种病症。导致肥胖的原因有很多，主要与饮食、运动、先天体质、年龄、情绪等因素相关，病位在脾胃与肌肉。脾胃虚弱之人，若不节制，食多或者喜食肥甘厚腻，加之运动过少，内生痰湿，人体气机不畅，血行受阻，膏脂痰湿堆积则肥胖。当今儿童面临繁重的学业，学习竞争激烈，心理压力大，加之运动减少，食物丰富美味，容易诱发肥胖。

二、怎样判断肥胖孩子是实证还是虚证?

中医治病讲究辨证论治,辨证的方法有很多,如八纲辨证、脏腑辨证、三焦辨证等,其中八纲辨证是基础,将疾病分为表里、寒热、虚实、阴阳,适应于所有需要中医治疗的人群。面对一个肥胖的孩子,可以从孩子的主要症状、伴随症状、大便情况、舌质舌苔进行初步判断是实证还是虚证。

小儿肥胖有虚、实之不同,但总体上实多虚少。实主要在于胃热、痰湿。其中胃热是痰湿之因,膏脂堆积而成痰湿是胃热多食之果。先贤有"肥人多痰"之说。痰湿常与气郁、瘀血、水湿相兼为病,故痰瘀互结、痰气交阻、痰饮水肿者常见。虚主要是脾气亏虚,运化不足而水谷精微积为痰湿。故前人有"肥人多气虚"之说,也有脾肾阳气不足,或兼见心、肺气虚及肝胆疏失调者。此外,尚有虚实相兼的本虚标实或标实本虚的情况,无论本于虚还是本于实,最终导致膏脂堆积而为病。

辨证属胃热火郁的实证孩子,体形肥胖,能食或者多食易饥,伴有口气、口干、口苦或牙龈肿痛,或胃中嘈杂(胃中似饥非饥、似痛非痛、时发时止的一种感觉),大便偏干甚至是便秘,几天一次,舌红,苔黄。

辨证属痰湿阻滞的实证孩子,形体肥胖,喜欢吃甘甜醇厚的食物,肢体困重,四肢倦怠,容易犯困、久睡或者睡后难清醒,前胸、腹部胀满不适,或伴口渴不欲喝水,不爱运动,喜欢久躺,舌质胖大,苔白滑或腻。

以脾虚为主的虚证孩子,体形肥胖,身体困重,易疲劳,少动懒言,前胸、腹部容易感到胀满不适,喜揉按,可伴有四肢轻度浮肿,大便溏稀易黏马桶,次数多,舌质淡胖,边有齿痕,舌苔偏滑或者腻。

三、肥胖孩子是什么体质?

中医体质学说认为体质是由先天遗传、后天获得两个方面因素共同作用形成的相对稳定的机体特性,表现在形态结构、生理机能及心理活动3

个方面。日常生活中孩子的体质决定对某些病邪的易感性及耐受性，也就是中医常说的"同气相求"。儿童常见的体质类型包括阴阳平和质、偏阳质、偏阴质3种，也分为气虚质、血瘀质、阴虚质、阳虚质、痰湿质、湿热质、气郁质、特禀质、平和质9种体质。痰湿体质属于偏阴质的一种，患儿具有动作抑制、偏寒、喜静的特点，容易出现肥胖、水肿、纳差、头晕等多种问题。因此，痰湿体质的孩子容易出现肥胖，但肥胖孩子不一定都是痰湿体质，也有可能是气虚、气郁、湿热等其他体质。

中医认为小儿脾常不足，小儿本身具有脾胃系统发育不完善、功能不健全的特点，稍有喂养不当、饥饱不适容易损伤脾胃，导致脾不运化水谷精华。现代研究亦发现儿童相比于成人消化道内腺体较少，分泌消化液功能较弱，因此孩子容易内生痰湿，痰湿内生则易导致人体气机不畅，气动则血行，气滞则血行受阻，体内痰湿膏脂难以排出体外，则成肥胖，因此大部分肥胖孩子都是痰湿体质。但肥胖孩子的常见体质还有气虚、气郁、湿热等，这类体质的孩子也易出现气机不畅、血行受阻等问题，导致痰湿内盛，诱发肥胖。

第二节　中药减肥

一、中医药可以减肥

在治疗肥胖上，历代医家留下了宝贵的财富。元代医家朱丹溪提出"肥人湿多，肥人宜二陈汤加参、芪、归、术、银花、连翘等类治之"。治疗从虚实入手，实证多为胃热、痰湿，虚则与脾相关，久则及肾，因此以补虚泄实为基本原则，通过健脾助运、清泄胃热、祛湿化痰等治法，利用中药、针刺、艾灸、推拿、穴位敷贴、耳穴等治疗手段，通利气机，调畅血行，达到减肥的效果。

民间流传很多减肥方，许多家长对于中药为什么可以减肥并不清楚，毕竟是药三分毒，吃还是不吃药为好呢？其实，只要进一步了解中药减肥的原理，家长们便不会再纠结。中药减肥并不直接以快速减轻体重为目标，而是针对孩子肥胖的原因，运用中医的理论，通过辨证处方用药，从根本上改善孩子的肥胖问题。比如，很多孩子肥胖是因为饮食没有节制，过量的饮食容易在脾胃酿生湿痰，气机运行不畅，湿浊郁积导致肥胖及相应代谢问题，中医通过问诊及查看孩子舌脉，判断孩子为痰湿内蕴，予以相应中药处方除痰湿运脾行气，从而改善肥胖问题，这便是针对该情况中药处方减肥的原理所在。

二、中药减肥的认知误区

误区一：吃药就不用控制饮食和运动。常有家长和孩子问："医生，是不是只吃中药就可以减肥了呢？"中药是可以减肥，但中药减肥并不以减轻体重为目标，而是着重改善肥胖孩子痰湿、胃热、脾虚、气滞血瘀等，从而达到健康瘦身的目的。而饮食不节和缺乏运动是肥胖最常见的原因，运动和饮食管理是针对病因最有效的减肥方式。

误区二：吃中药体重减轻了就是有效，没轻就是无效。中药减肥是从健脾、化痰、益气等角度出发，通过中药易消化排泄的方法调整人体内在机能的恢复，从而将人体中的能量代谢正常转化，以达到健康减肥瘦身的良好目的，所以不能以短期体重减轻与否判断中药疗效。痰湿较重的孩子，服用中药后从不爱动转变为愿意主动运动、身体困重感减轻、舌边齿痕减轻、舌苔由白腻转变为薄白，均为中药有效性的表现。当然，中药配合适当的运动和饮食管理，长期体重是会减轻的。

误区三：期待特效减肥方。"有人吃中药减肥成功了，这个是特效减肥方，我也想用。"其实这是大家对于中医药的一个较大的认知误区。中医的精髓在于辨证论治，相同的病因为证型不同，要用不同的治法；不同的病，证型相同，可能用同样的治法。处方用药关键在于辨证，所以不存在通用的特效减肥方，减肥处方需要因人而异，辨证后予以的个体化处方才是你的特效减肥方。

三、中药减肥要注意什么？

中药减肥并不直接以快速减轻体重为目标，而是针对孩子肥胖的原因，运用中医的理论，通过辨证处方用药，从根本上改善孩子的肥胖问题。比如，中医认为脾胃为后天之本，脾主运化水液，喜燥恶湿，具有把饮食物、水液转化为精微或津液，吸收并转输全身各脏腑的生理机能，小儿脾胃功能尚不完善，而很多孩子肥胖是因为饮食没有节制，过量的饮食容易在脾胃酿生湿痰，气机运行不畅，湿浊郁积导致肥胖及相应代谢问题，中医通过问诊及查看孩子舌脉，判断孩子为痰湿内蕴，予以相应中药处方除痰湿运脾行气，从而改善肥胖问题，这便是针对该情况中药处方减肥的原理所在。家长们需要明确的一点是：肥胖不论从中医还是西医的角度看都是一种疾病，各种减肥方法实质上都是在治病，中药减肥也不例外。

中药虽然可以减肥，也不能离开适当的运动和饮食管理。"管住嘴，迈开腿"确是减肥的精髓所在。饮食不节和缺乏运动是肥胖最常见的原因，抛开运动和饮食管理的减肥，难以取得长久的效果。

凡提到吃中药，家长必问是否需要忌口。《本草经集注》说："服药不可多食生胡荽及蒜、鸡、生菜，又不可诸滑物果实等，又不可多食肥猪、犬肉、油腻肥羹、鱼鲙、腥臊等物。"在服药期间，一般应忌食生冷、油腻、腥臊、有刺激性的食物。肥胖孩子多痰湿、胃热或脾虚，要注意少吃油炸、甜腻、生冷、辛辣的食物。

服用中药需要及时复诊。中药减肥处方重在辨证论治，属于一人一方、一时一方的个体化治疗。孩子服用一段时间中药后，应该注意及时复诊，调整处方用药或者视情况停服中药。不能因为服药后孩子情况改善而自行长期服用或给他人服用。

四、中医减肥注重食物药物偏性

很多家长在孩子减肥过程中会遇到各种各样的误区，其中很重要的一点是盲目跟风所谓非常好的食疗方、减肥茶或者单味的减肥中药材，实际上这些可能不适合自家孩子服用，中医治疗疾病讲究因人而异，不同的孩子出现肥胖的病因病机不一样，孩子的体质不一样，食物药物本身具有各自的不同的偏性，应当理性选择，而且在日常生活中也应当了解食物药物的偏性，正确选择适合孩子吃的，避免损伤脾胃，影响肝肾功能，造成严重后果。

中药有寒、热、温、凉四气，辛、甘、酸、苦、咸五味，常用减肥的中药材有薏苡仁、白术、茯苓、山楂、荷叶、冬瓜皮、陈皮、菊花、决明子等，其中部分药物具有"药食同源"的特点。有的家长喜欢买薏苡仁长期泡茶给孩子喝，认为能达到减肥的效果，实际上薏苡仁味虽甘、淡，但性凉，对于脾虚的孩子长期饮用反而会损伤脾阳，影响正常脾胃运化。食物也具有这种特点，夏天到了，家长喜欢买西瓜给孩子吃来解暑甚至替代主食，达到减少摄入碳水化合物的目的，但西瓜性味甘寒且含糖量高，脾虚便溏的肥胖孩子应少吃或者不吃。

如脾胃虚弱选用黄芪、白术山药等健脾益气；饮食积滞选用山楂、炒麦芽、茯苓等行气化湿；痰湿内盛选用薏苡仁、赤小豆、冬瓜皮等健脾运湿。上述药物多为药食同源、性味平和之品，搭配其余的食材制成药膳粥、药膳汤供孩子食用。

五、为什么胖孩子食欲好还要健脾胃？

家长常常困惑："我们家孩子就是太能吃了才越来越胖，中医还给开健脾胃的药，那食欲不是更好了，怎么减肥呢？"

1. 食欲好并不等同于脾胃功能正常

中医认为小儿"脾常不足"，指的是小儿生长发育迅速，对营养精微需求较成人相对较多，但是小儿脾胃功能尚不成熟，而且不知饮食节制，稍有不慎即易损伤脾胃引起运化功能失调。肥胖孩子大多进食快，食量过多，且喜进食肥甘厚腻、生冷食物，更易损伤脾胃。而脾主运化水液，居人体中焦，在人体水液代谢中起枢纽作用，维持水液代谢的平衡。脾胃功能受损，脾气运化功能失常，必然导致水液在体内停聚而产生水湿、痰饮等病理产物，故《黄帝内经·素问》中说到"诸湿肿满，皆属于脾"。

2. 健脾胃并不等同于改善食欲

健脾胃的中药有消食药，如山楂、神曲、麦芽、莱菔子、鸡内金等，也有运脾化湿药，如藿香、佩兰、苍术、厚朴、砂仁等，还有部分健脾补气药，如白术、山药、党参、大枣等。以上3类药物，针对的是不同的问题：消食药，主要治疗饮食积滞，能够消食化积，肥胖孩子的进食多，超过了正常的脾胃负荷，容易出现饮食积滞，此时多用消食行气导滞药物，如山楂、莱菔子等；运脾化湿药，以化湿运脾为主要作用，肥胖孩子多痰湿，故此类药物在肥胖孩子处方中运用非常多；肥胖孩子有少部分属于脾虚型肥胖，需要健脾补气，所以也会用到部分健脾补气药。

六、减肥药方中哪些中药应该慎用？

部分肥胖儿童存在大便秘结的情况，需加用泻下药通畅肠道，而泻下药的选用、用量及疗程均应慎重。若选用攻下药物，如大黄、芒硝、番泻叶，其性苦寒，泻下作用较强，容易导致腹泻，用量不宜过大，疗程不宜过长。可选用润下药，如麻子仁、郁李仁等润肠通便。

肥胖属于慢性疾病，减肥处方服用疗程稍长，需要注意中药处方的口感，不宜过苦或过甜，如胃热肥胖型，需慎用黄连，因黄连大苦大寒，过服久服易伤脾胃，且该药口感苦，孩子服用较为困难，使用需注意剂量与疗程。

肥胖孩子多合并脂肪肝，服用中药需注意孩子肝功能情况，若孩子肝功能异常，需慎用具有肝毒性的中药，如何首乌、大黄、芦荟、番泻叶、虎杖、决明子、苍耳子、川楝子、千里光、乌头、五倍子、地榆、柴胡、款冬花、苦参、山豆根、细辛、石菖蒲、薄荷、天花粉、石榴皮、白果、半夏、合欢皮、肉豆蔻、桑寄生、蒲黄、青黛、延胡索、补骨脂等药。

第三节　药食同源

一、中医教家长这样搭配"瘦身餐"

随着社会经济发展人们的生活方式和饮食习惯不断发生改变，对于父母而言，孩子的饮食要求从"吃饱""吃好"发展成更加健康的饮食，如何既营养健康又好吃不胖，中医这样搭配孩子的"瘦身餐"。《内经》中记载"五谷为养，五果为助，五畜为益，五菜为充，气味合而服之，以补益精气"，在食物种类的选取上，建议以五谷杂粮作为主食，多食水果和蔬菜，补充适当的优质蛋白，少油少盐。中医认为脾胃为后天之本，气血生化之源，小儿本身具有"脾常不足"的特点，若脾虚则水谷不化易生膏脂痰湿，脾虚则四肢怠惰膏脂痰湿不化，脾虚水停则水肿，可增加孩子肥胖的风险，因此在搭配"瘦身餐"时注重健脾益胃、化痰除湿，饮食清淡，避免摄入辛辣刺激、肥甘厚腻、寒凉冷饮的食物，可以食用一些中医食疗药物，如薏苡仁、白术、山药、茯苓等药食同源、性味平和之品，配合适当的运动帮助脾胃运化。

二、夏季儿童瘦身食疗方

1. 绿豆汤
组成：适量绿豆。

做法：选取适量绿豆，提前泡水半小时，加水适量，大火煮沸转小火熬煮 10 分钟。

作用：清热解毒，消暑降脂。

注意事项：脾胃虚寒、肠滑泄泻者忌用。

2. 薏苡仁山药白米粥

组成：薏苡仁 30 g、山药 30 g、大米 50 g。

做法：清洗薏苡仁、山药及大米，加水适量，薏苡仁熬煮 30 分钟后加入山药、大米，待米熟汁稠即可。

作用：健脾渗湿、利水消肿。

注意事项：脾胃虚寒者少食或者不食。

3. 山楂荷叶粳米粥

组成：生山楂 15 g、新鲜荷叶 1 张、粳米 50 g。

做法：清洗山楂、荷叶及粳米，加入适量清水，大火煮开后转小火熬煮 10 ～ 15 分钟即可。

作用：健脾消食，降脂减肥。

注意事项：脾胃虚弱者慎服。

4. 茯苓饼子

组成：白茯苓 12 g、面粉适量、少量蜂蜜。

做法：白茯苓打成粉末，加入适量面粉、少量蜂蜜调匀，煎成小圆饼即可。

作用：补气健脾，增加饱腹感。

注意事项：蜂蜜不宜长期服用。

5. 山楂玉米须冬瓜汤

组成：新鲜山楂 3 个、玉米须 1 小把、冬瓜 1 小块。

做法：新鲜山楂、玉米须、冬瓜（不去皮切小块）清洗干净置于锅中，加入适量清水，大火煮开转小火 10 ～ 15 分钟，加入适量的盐即可。

作用：健脾消食，利湿消肿，适合虚胖浮肿型患儿。

注意事项：脾胃虚弱者不宜久食。

三、每天来一杯日常减肥茶

1. 决明子荷叶茶

组成：荷叶 3 g、决明子 6 g、绿茶 3 g。

用法：开水冲泡代茶饮。

作用：润肠通便，降脂减肥。

注意事项：脾胃虚弱、低血压人群不宜服用。

2. 茯苓陈皮茶

组成：茯苓 5 g、陈皮 5 g。

用法：开水冲泡代茶饮。

作用：健脾祛湿，化痰降脂。

注意事项：胃热者不宜服用。

3. 山楂菊花茶

组成：菊花 5 g、山楂 10 g。

用法：开水冲泡代茶饮。

作用：清热泻火，健脾消食。

注意事项：脾胃虚寒者不宜服用。

4. 大麦茶

组成：炒大麦 10 g。

用法：开水冲泡代茶饮。

作用：健脾消食，去油解腻。

注意事项：脾胃虚弱者少饮或不饮。

5. 橘皮红枣茶

组成：红枣 5 枚、新鲜橘子皮 1 个。

用法：红枣去核与橘子皮切成细长条，开水冲泡代茶饮。

作用：益气养血，行气化痰降脂。

注意事项：急性病期间不宜服用。

四、药食同源的作用

1. 薏苡仁——除湿利水能消肿

薏苡仁，别称"薏苡、苡米、薏仁米、沟子米"，是家庭生活中多见的一味中药材，常常用来熬粥或者煮鸡汤。薏苡仁，性凉味甘、淡，入脾、胃、肺经，具有健脾止泻、利水渗湿、解毒散结、消肿等作用，用于治疗脾虚泄泻、水肿脚气等多种疾病。现代药理学研究发现薏苡仁具有抗肿瘤、提高免疫力、降血糖、抗炎镇痛等多种作用。中医根据薏苡仁健脾、利水、消肿的作用，常用方为参苓白术散，用于治疗儿童肥胖，多属脾虚不运或者痰湿内阻证型。

2. 山楂——除油解腻瘦身好帮手

山楂，又名"酸梅子、山梨"，性微温，味酸、甘，归脾、胃、肝经，具有消食健胃、行气散瘀、化浊降脂的功效，常用于消除儿童肉食积滞、腹痛、疝气痛、胸腹疼痛等疾病。现代药理学研究发现山楂能够降压、抗心肌缺血、降低血液黏稠度，对于多种心脑血管疾病有作用，也能够增加胃中蛋白酶的分泌，促进肉食消化吸收，同时还具有保肝、抗疲劳等作用。山楂不仅是一味减肥的中药材，也因其功效口感被商家制成山楂条、山楂片等小零食，创造了丰富的经济价值。

3. 决明子——促进肠道蠕动排便快

决明子，别名"马蹄决明、假绿豆、草决明、还瞳子"等，味微苦微甘，性平，微凉，归肝、大肠经，具有清肝明目、润肠通便的功效，治疗目赤、头痛眩晕、肠燥便秘等疾病，气虚便溏者不宜服用。现代药理学研究发现决明子具有降压、降血脂、抑菌、促进肠道蠕动、抑制脂肪合成及加速分解等作用，用于治疗高脂血症、高血压、便秘、肥胖。肥胖伴有便秘的患儿，可适当饮用决明子茶，但不宜久服。

第四节　中医外治减肥

一、中医外治法为什么能够减肥?

中医外治法历史悠久,是我们祖先最早的医学行为,早于中医内治法。清代外治大师吴尚先曰:"外治之理即内治之理,外治之药亦即内治之药,所异者法尔。"认为外治法与内治法只是方法不一样,理论用药均一致,都能治疗疾病。因小儿大多不愿服中药,家长喂药也是伤透脑筋,所以中医外治法减肥就有着巨大的优势。

中医外治法多以脏腑、经络的理论为指导。中医认为人体有十二条经络将脏腑与体表联系起来,这些经络在体表走行且上面分布着许多穴位,这些经络和穴位是可以接受针灸、推拿、拔罐等中医外治法刺激,来调节脏腑功能、平衡人体阴阳治疗疾病的。另外,许多中药方既可以内服又可以外用,如一些功效为清热解毒、活血化瘀的方剂,用其药液或膏剂外敷能更好地消肿止痛。中医外治法既有理论指导又方法多样,是中医药治疗疾病的有效手段。

中医认为肥胖病的发生与先天因素、饮食不节、情志失调、缺乏运动、劳逸失度等有关,内外因素相互作用于机体,导致人体气血津液脏腑功能失调,痰浊、水湿、膏脂等壅盛于体内而发为肥胖。痰湿、膏脂即中医认为肥胖的病理物质,前人言"肥人多痰、多湿"。痰湿的产生可因脾虚不运而导致，正常人体内因为脾的功能正常，可以将湿运化排除不生成痰，肥胖的患儿因为各种因素损伤了脾气或脾阳，导致体内的痰湿源源不断的生成，而已经生成的又无法排出，慢慢堆积形成了肥胖。所以前人又言"肥人多虚"。

肥胖形成后，对其治疗也可从补虚和祛痰湿入手。这时候中医外治法就可以大显神通了。针刺可通过刺激腧穴疏通经络，加强脏腑功能，调整气血阴阳失衡，扶助正气，祛除停滞于体内的邪气，既能取得整体减肥的效果，还能消除局部脂肪达到局部减肥的目的。穴位埋线将可吸收的羊肠线埋置于血管，能够持续刺激穴位激发经气，调理脏腑功能。灸法是指利用艾叶等易燃材料或药物，点燃后在穴位上或患处进行烧灼或熏熨，借其温热刺激及药物的药理作用达到防病治病目的的一种外治方法，艾叶本身有温经通络的药效再加上火的温燥，补脾阳祛寒湿效果尤为不错。耳穴治疗可以调节内分泌，促进新陈代谢，抑制食欲而减肥；药浴、熏蒸、盐疗等有温热性的外治法可使药力与热力结合，使汗孔张开，有利于汗液流出、排出水湿达到减肥的目的。穴位敷贴可以根据中医辨证，针对性地选择适合患儿的处方，敷贴于对应脏腑穴位，将药物和穴位特性相结合来健脾益气，运化痰湿。中医外治法还不仅这些，各种方法都可以从外到内调理患儿的"多痰""多虚"体质，帮助改善人体内环境来消除肥胖因素。

外治法有着操作方便、作用持续、能结合多种理化因素、副作用小等特点，使得外治法尤其适用于儿童的单纯性肥胖这种需要长时间配合的治疗。

二、如何选择中医外治法

中医治疗小儿肥胖的外治法大致可分为两类：一类为针灸推拿类，如针刺、灸法、穴位埋线、推拿、刮痧（图5-1）、耳穴压豆、拔罐（图5-2）等；另一类为药物理疗类，如药浴、熏蒸法、盐疗、穴位敷贴等。使用哪一种或几种要根据患儿情况和每项外治法的特长来选择。

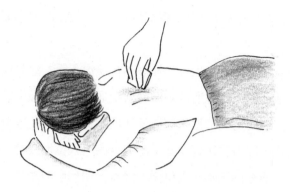

图 5-1　刮痧

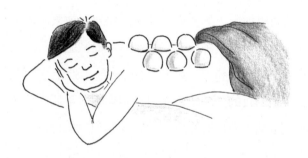

图 5-2　拔罐

1. 针刺治疗

针刺治疗可以作用于全身，深入穴位，具有调节脏腑功能、泻热除湿、化痰通络等作用，治疗效果最全面，且全身的穴位均能选择。一般只要患儿能配合，适用于一切肥胖。但是针刺患儿易使其产生恐惧，配合难度较大，一般适合年龄稍大、能较好配合的孩子。

2. 穴位埋线

穴位埋线是使用埋线工具将羊肠线埋入穴位，利用羊肠线对穴位产生的持续刺激作用激发经气、调和气血以防治疾病的一种方法，是针刺的延伸和发展。穴位埋线一般 1～3 个月吸收，适用于肥胖较严重、年龄较大且平时缺少治疗时间的孩子。

3. 耳穴治疗

耳穴治疗是所有治疗中既无痛苦刺激效果又持续，且操作便捷的一种方法，适用于所有年龄和各种类型的肥胖。患儿要记得每天多按揉耳穴。

4. 灸法

灸法是指利用艾叶等易燃材料或药物，点燃后在穴位上或患处进行烧灼或熏熨，借其温热刺激及药物的药理作用达到防病治病目的的一种外治方法。灸法因其具有温热性，适合脾阳不足、气虚不运类的虚证和痰湿严重的实证，胃热、湿热或体质阴虚的患儿禁用。该方法在家操作方便，只要患儿配合均能使用，灸法可以和针刺结合使用，即温针灸，这种方法只适合年龄较大且能配合的孩子。

5. 推拿

推拿是通过手法作用于人体体表的经络、穴位、特定部位以调节机体的生理、病理状况的一种方法。单一推拿手法效力温和，较适合脾虚型患儿的调理，常需配合其他外治法一同治疗，较适合 6 岁以下、肢体肉片松软的小孩。

6. 刮痧

刮痧法以中医皮部理论为基础，用牛角、玉石等在皮肤相应部位刮拭，以达到疏通经络、活血化瘀之目的。民间用刮痧治疗多种疾病，如中暑，因其具有较好的祛湿功能，故较适合水肿型肥胖。

7. 拔罐疗法

它是借助热力排除罐中空气，利用负压使其吸着于皮肤，造成瘀血现象的一种方法。可以逐寒祛湿、疏通经络、祛除瘀滞、行气活血、拔毒泄热，具有调整人体的阴阳平衡、解除疲劳、增强体质的功能。拔罐法适用于痰湿、湿热、痰瘀型等因"有形之邪"导致的实证肥胖，体虚型肥胖不适用。

三、中医针灸如何减肥？

中医针灸（图5-3）指的是"针刺"与"灸法"两种方法，针刺是用毫针针刺人体穴位达到调理脏腑、平衡阴阳、扶正祛邪防治疾病的方法；灸法是用艾叶等易燃材料或药物，点燃后在穴位上或患处进行烧灼或熏熨，借其温热刺激及药物的药理作用达到防病治病目的的一种外治方法。针与灸可单独使用也可以结合运用，其适应证广泛，是中医外治法的代表，临床上广泛应用于内、外、妇、儿、急救等多科疾病的治疗。因其方便、无痛苦、不吃药的特点，近年来，针灸已经成为减肥方法中的热门。

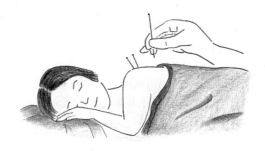

图5-3　中医针灸

那么它是如何减肥的呢？第一，针灸能够直接调节脏腑功能，如脾虚可以补脾健脾，脾气充则可以运化痰湿，这是针对肥胖的"本"来治疗；第二，针灸可以运化痰湿，痰湿这类病理产物堆积形成肥胖，人体有许多穴位可以化湿祛痰，如丰隆、阴陵泉等，选这类穴位可以针对肥胖的"标"来治疗。第三，肥胖患儿往往伴随其他疾病如脂肪肝、糖尿病等，针灸可以从整体出发同时治疗肥胖带来的并发症。

现代研究发现，针灸治疗减肥的主要机制是通过对内分泌的调节，维持患者肠道中的肠道菌群平衡，改善患者脂质代谢水平，进而达到一个较为明显的减肥效果。针灸治疗减肥的方式多样，其中主要包括常规针灸、拔罐疗法、电针疗法、腹针疗法、埋线疗法等，临床上均有所应用。针灸减肥其途径是多样化、机制是多元化的，在临床上运用疗效也是肯定的。

四、中医推拿如何减肥？

推拿是通过手法作用于人体体表的经络、穴位、特定部位以调节机体的生理、病理状况来达到治病目的一种疗法，具有调整脏腑、疏通经络、行气活血、理筋整复的作用（图5-4）。

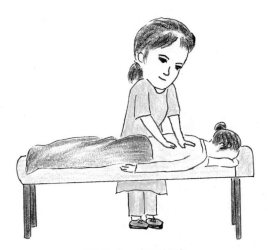

图 5-4　中医推拿

与针灸一样，推拿也以中医脏腑、经络理论作为指导，辨证之后进行推拿，以按、摩、推、拿等方式刺激人体相应穴位。首先可以帮助肥胖患儿疏通经络，促进他们的气血运行，使患儿各个器官功能有所改善，如捏脊可健脾。其次，通过按摩推拿可以帮助患者的组织或细胞加快代谢，最终加快脂肪的燃烧速度。另外，肥胖患儿因痰湿阻滞，多气机不畅，大多懒惰困倦，不爱运动，推拿可以通畅气机，使"小胖墩"运动的负担减轻，配合运动来减肥。

推拿治疗操作方便，简单易行，家长可以在家给孩子做，这样能保证治疗的持续性；孩子在接受推拿过程中无痛苦，体感舒适，接受度好。这两个特点可以保证长期治疗的可行性，十分适合肥胖这场长疗程的治疗。

五、耳穴压豆如何减肥？

耳穴压豆是一种以王不留行籽或磁珠来按压刺激耳穴调理身体、防治疾病的方法（图5-5）。中医理论认为人体经络直接、间接连于耳朵，五脏精气充足或有疾病都反映在耳，自古以来就有以耳穴诊断、防治疾病的实践，且效果良好。现代的全息生物理论也认为，耳是全身的投影，耳朵如倒置的胎儿一般对应着人的身体。

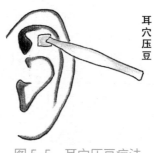

图 5-5　耳穴压豆疗法

耳朵上有丰富的神经、血管，现代神经体液学说认为刺激耳穴可以调节体液中多种神经递质的含量，耳穴刺激对全身的调节可以起到整合作用，还能对机体双向调整。因此，耳穴可以治疗诸多身体疾病，经过多年的理论发展和临床实践，已经总结出一套治疗肥胖行之有效的耳穴组合，可选饥点、内分泌、三焦、大肠、脑垂体、兴奋点、丘脑、额来治疗，还可以根据肥胖部位加配臀、腹等。

脾胃为后天之本且有水谷之海之称，脾胃具旺，则能食而肥，刺激耳穴脾、胃，可达到健脾胃、补中益气、和胃降逆、助脾运化和祛湿的功能。

饥点具有抗饥饿作用，用以控制饮食，治疗肥胖症。进食前和饥饿时按压耳穴饥点、脾、胃等则可以抑制进食欲望减轻饥饿感和抑制人体脾胃消化功能，从而降低人体对食物的吸收摄取的能力。肥胖患儿往往交感神经功能低下，迷走神经功能亢进，刺激内分泌、皮质下、交感、神门穴可以改善交感神经的抑制和迷走神经的亢进状态。除此之外，还可以根据患儿具体情况加减。

此外，在贴压耳穴减肥的过程中，一般都要求患儿配合适当的体育活动及饮食控制，凡遵照医嘱进行锻炼及控制饮食者减肥效果较好，但要注意耳穴贴压减肥取效后，一定要坚持体育锻炼及饮食控制以维持疗效，以防反弹。

六、药物理疗有哪些方法？

1. 穴位敷贴

将药物调成合适膏状贴于穴位，这种方法既有药物作用，又有穴位的治疗作用，能治各种类型的肥胖，结合中医"天人感应""治未病思想"，在夏天三伏天和冬天三九天贴敷，能更好地益气补阳，对寒湿型、脾肾阳虚型的肥胖效果尤为好。小孩贴敷后无痛苦，满足使用要求的大多能接受。

2. 中药熏蒸

中药熏蒸是以热药蒸气为治疗因子的化学、物理综合疗法，可帮助排汗，消除多余热量。单用该方法减肥效果较弱，只能作为辅助，且只适用于年龄较大能配合的小孩。

3. 药浴

药浴可通过皮肤在温水作用下的强渗透能力，充分吸收中药成分，疏通筋骨关节，蒸腾汗液和改善血液循环，起到祛病、护肤、美容的作用。只要具备条件，无外伤的小孩均可药浴，单用药浴减肥效果有限，主要起辅助作用。

4. 盐疗

盐疗是用加热的精盐敷于人体的治疗方法，能促进血液循环、消除疲劳，可加入中药，盐疗与中药结合使用更具有针对性。盐疗较适合水肿型肥胖，盐入肾经，配合温补肾阳的中药尤其适合脾肾阳虚、痰湿不化型的肥胖。药浴、盐疗、熏蒸等温热性外治法都较适用于虚寒型、痰湿较甚的肥胖。

七、中医运动减肥

运动是最健康的减肥方法，中医减肥也要配合运动，但具体运动的选择可以因人而异。在中医理论指导下运动，往往会有更佳的效果。中医"天人合一"观点认为人与自然是统一的整体。人的减肥养身要顺应天地、昼夜、四季变化的规律。春生夏长，秋收冬藏，一年中也经历了阳气初生到盛极再收敛直至消减的过程，运动也因与自然界阳气多少同步以促进体内痰湿排出来补充脾阳。如春秋可做一些运动量适中的有氧运动，可以在家中练一练八段锦、易筋经，运动时间适中即可，不必追求大量出汗；夏天则可以做运动量大且时间较长的有氧运动，可以汗量较大，如长跑、跳绳、游泳等，还可配合一切力量训练；冬天则阳气封藏，则可以做一些如步行、上楼这样生活中的运动，可以打一下太极拳，运动量和出汗量都不宜过多。

附：儿童中医健体操

1. 头顶掌心摩百会，益智健脑安心神

定位：（百会穴）折耳，两耳尖连线的中点。

功效：益智健脑，宁心安神。

动作要领：双手举过头顶，手掌叠加于百会穴上，顺时针、逆时针交替旋转头颈部，使百会穴摩擦于掌心。

2. 五指旋摩温耳郭，舒筋养脏兼聪耳

定位：外耳及耳前。

功效：补肾气，舒筋养脏，聪耳开窍。

动作要领：四指指腹贴于耳后，拇指沿耳郭从耳后至耳前旋摩，使耳郭微微发热。

3.前臂平举拿阴阳，行气化痰消积滞

定位：手臂外侧（手三阳经循行路线），内侧（手三阴经循行路线）。

功效：行气化痰，疏通经气。

动作要领：单臂向前平举，拇指朝上，另一手从手腕至肩前提捏手臂肌肉。

4.空心掌击行三关，温煦机体防风寒

定位：在前臂桡侧缘，自腕横纹至肘横纹成一直线。

功效：温阳和脉，培补元气。

动作要领：单臂向前平举，掌心朝下，另一手空心掌从手腕至肘关节拍击。

5.扩胸挤按背俞穴，调理脏腑宣肺气

定位：（背俞穴）在脊柱区，后正中线旁开1.5寸，平各胸椎棘突下。

功效：宣肺理气，疏通经络，调理脏腑。

动作要领：双臂打开做扩胸运动同时踮脚，用两侧肩胛内侧挤压胸椎旁背俞穴。

6.扭身旋转揉神阙，增补气血腹中暖

定位：（神阙穴）在脐区，脐中央。

功效：回阳固脱，健脾渗湿。

动作要领：双脚与肩同宽，双手掌心叠按于肚脐，上身朝左侧旋转时顺时针揉按，上身朝右侧旋转时逆时针揉按。

7.弓步拳推调阴阳，矫健四肢身轻扬

定位：大腿外侧（足三阳经循行路线），腿内侧（足三阴经循行路线）。

功效：调和阴阳。

动作要领：弓步向前，双手握拳置于腿两侧，以拳面从大腿根部推至膝关节上方。

8. 扶腰直推补肾俞，固本培元精力旺

定位：（肾俞穴）在脊柱区，第2腰椎棘突下，后正中线旁开1.5寸。

功效：补肾填精。

动作要领：双手扶按于腰背部，向下直推至臀部上方。

9. 并指下取足三里，健补脾胃体质强

定位：（足三里穴）在小腿外侧，犊鼻下三寸，胫骨前缘旁开一横指。

功效：健脾和胃，疏经活络，强壮保健。

动作要领：侧弓步下蹲，同侧四指并指揉按足三里穴，对侧手掌叉腰。

10. 昂首摆臂踏涌泉，元气通达病自康

定位：（涌泉穴）在足底，屈足卷趾时足心最凹陷中。

功效：醒神开窍，益肾调便。

动作要领：抬头目视前方，挺胸收腹，自然摆动双臂，原地平稳踏步。

第六章
儿童肥胖的综合防治

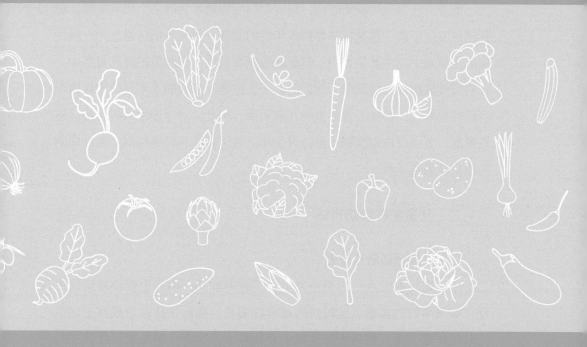

第一节　儿童肥胖的预防

一、小时候胖不算胖吗？

很多人认为小时候胖的话，到成年以后他就不会胖了。研究发现，肥胖越是发生早的，越是容易导致成年后的肥胖。原来我们总是认为，慢性疾病主要发生在中老年人中，但是调查研究发现，在超重肥胖儿童当中，一些慢性病指标已经显现，他们的血压、血糖、血脂的水平还有患代谢综合征的危险性，都比正常体重的儿童要高。因此，对于慢性病的防控，应该提前，至少应该提前到儿童、青少年，甚至提前到怀孕期间，慢性病的防控应该是越早越好。

二、儿童肥胖预防方法

1. 胎儿期预防胎儿过重

怀孕期间的女性一定要补充足够的营养物质，但是也要注意过犹不及。如果孕妇的体重以比较快的速度在增长，那么往往会造成孩子出生的时候体重太重，将来肥胖的机会也比较大。因此，如果想要让孩子的体重不要超标，孕妇需要定期测量一下自己的体重，看自己的体重是不是符合正常妊娠的规律。如果是正常的情况，那么孕妇前3个月体重会增加 1.5～3 kg；之后体重每周会增加 400 g；等到孩子足月，孕妇的体重比起还未怀孕前会多 12.5 kg。孕妇要根据自己体重变化的情况来决定自己要吸收多少热量。孕妇还是需要一定运动的，如散步，但不需要太多体力的活动。

2. 婴儿期鼓励母乳喂养

研究证明，与喝奶粉相比，喝母乳的孩子肥胖概率更小，相应的孩子喝母乳的时间越久，肥胖的可能性越小。给孩子喂母乳，孩子每餐的量和间隔时间更能精确掌控，让孩子不要吸收太多的热量。而奶粉喂养的孩子，可能被过度喂养，会因为吸收的营养过多而变胖。近 30 年来，全球肥胖和超重孩子增加了一倍，这与家长的过度喂养不无关系。不少家长认为，孩子喂得胖，是自己能干的表现，非常有成就感。其实，爱心喂出胖孩子，却苦了孩子，会给孩子带来很多健康危害。

3. 儿童期平衡膳食＋规律运动＋检测体重

（1）家长需要帮助自己的孩子养成比较好的饮食习惯。根据生长发育需求摄入足够的热量提供种类多样的食物，让孩子自己决定需不需要吃、吃多少。家长也要以身作则来激励孩子养成比较好的饮食习惯。

（2）孩子每天都应该有适量的运动，即使是婴儿期的孩子，需要帮助其完成翻身之类的动作，5～6 个月大的时候可以训练在大人的腿上完成跳动、爬、扶着走之类的活动，幼儿期的孩子要学会跑跳和玩游戏，学龄期和青少年期的孩子每天的运动时间要保证在 0.5～1 小时。

（3）最好定期测量孩子的体重，如果体重以较快的速度增加，则需要提高警惕，尽快改善孩子的饮食结构和运动强度。

三、幼儿园干预儿童肥胖有优势

很多父母是在孩子上学后才意识到其肥胖的严重性，但此时要减肥难度很大。因为上学后儿童肥胖形成时间长，孩子的不良饮食习惯很难改变，学习负担重导致静坐时间多、运动时间少，选择这个时段治疗肥胖并不理想。而婴儿时期因为很难把握孩子今后的生长发育和饮食习惯，要干预肥胖也言之过早。最合适的干预时机是 3～6 岁。孩子上了幼儿园后，饮食可以集体管理，运动可以统一安排，功课负担不重，对老师依从性高，再加上父母的密切配合，很容易培养孩子健康的饮食习惯。只要这时打好基础，孩子将来发生肥胖的概率就会大大降低。

四、儿童肥胖预防要领

1. 转变观念父母以身作则

调查表明，儿童肥胖因素 50% 与遗传因素有关，肥胖的父母难辞其责，而在肥胖的环境因素中，父母的观念文化因素对儿童肥胖的影响也不容忽视。时至今日，还有许多人喜欢"胖小子""胖娃娃"，认为胖乎乎的孩子可爱，以为胖就是健壮。正是在这些错误观念支配下，才给孩子"大补"，导致肥胖。父母带头也是关键，父母整天大吃大喝，怎么让"小胖墩"减肥？

2. 培养孩子养成良好饮食习惯

饮食习惯的养成和矫正，确是根本解决（预防 + 治疗）肥胖问题的重点之一。从小培养孩子定时进餐，一日三餐，课间不要加餐，不要让孩子吃零食，鼓励按时吃正餐。爱吃零嘴或不吃早餐的孩子妈妈要特别注意，让孩子赶快改掉这个坏习惯。不吃早餐是造成肥胖的原因之一，使得肥胖的比例高达 18.6%，而吃早餐的仅为 11.8%。

3. 改善饮食结构防止营养过剩

在营养师的指导下适度控制饮食摄取量，在提供充足的蛋白质、维生素和矿物质的情况下，适度控制糖类和脂肪的摄取，使肥胖儿童的体重不再增加，身高必须随着年龄的增长继续长高，这才可以达到正常的身高体重比值。2 岁后提倡低脂牛奶。美国对肥胖孩子日益增多原因研究显示，与牛奶里脂肪和卡路里的含量过高有关。1 g 的脂肪所含的卡路里是等量蛋白质或碳水化合物的 2 倍。建议 2 岁以上的健康孩子喝 1% 的低脂牛奶或脱脂奶比较适宜，特别是已经肥胖的儿童。稍大儿童即应限制高糖、高脂肪食物的摄入量，改掉吃零食的习惯，糖果、巧克力都会增加热量使人发胖；偏食肉类的孩子，要食用瘦肉并向豆制品过度，鼓励吃含糖低的蔬菜和水果。不给孩子吃煎炸食品、肥肉、奶油、精制糖类、含糖饮料、雪糕、巧克力等高脂饮食。适量摄入脱脂牛奶、蛋类、瘦肉、谷类食品，多吃蔬菜和水果。少吃精制米面，多吃五谷杂粮、粗粮，食物要多样化，合理搭配平衡膳食。做到清淡少盐 (每日 4 ～ 6 g)。

4. 少看电视及电子游戏

调查指出，长时间看电视是造成肥胖的一大原因。儿童平均每天看电视时间与其肥胖发生率成正比。平均每天看电视时间为＜ 1 小时、1 ～ 2 小时、2 ～ 3 小时、＞ 3 小时的儿童其肥胖率分别为 10.9%、11.8%、13.2%、15.1%，看电视时间长的儿童肥胖率显著高于看电视时间较短的儿童，儿童每天看电视每增加 1 小时，儿童肥胖发生率平均增加约 1.5%。久坐少动导致脂肪堆积，调查显示有一半以上的城市里的孩子每天至少看 1 小时电视，长时间玩游戏也是儿童肥胖率增加的危险因素。

5. 增加体力活动

有规律的运动是预防和治疗肥胖的重点，有氧运动不仅可消耗身体多余的热量，使脂肪不至于堆积，更可以锻炼肌肉、强化骨骼和心血管系统，对发育中的孩子极为重要。将运动列入孩子的生活计划中，养成多运动的习惯，不然一旦成为小胖子，会因为肥胖而增加体力负担，于是孩子会更不想运动，形成恶性循环，体重便不易减下来了。给孩子坑妥的时间和空间，幼童也不要关在室内，有条件就到户外活动，可带稍大孩子一起晨练，放手让孩子去参加小朋友的群体游戏，从小培养劳动习惯，鼓励做家务活，培养多种娱乐活动兴趣；帮助孩子养成乐观情绪、良好的生活习惯和有规律的作息时间等，对防范高血压很有帮助。

6. 预防与治疗并重

在处理儿童肥胖时，最好的方法是预防胜于治疗，预防与治疗并重才是治标又治本的方法。如果儿童属于超重，先记录下孩子 3 天的饮食，请营养师分析。儿童正值发育期，需要适量的蛋白质、钙质、维生素、矿物质和热量的供应，不正确的节食方法会导致营养摄取不平衡，反而影响生长发育，或者是因为热量、营养不足而使精神不佳，影响学习成绩。贸然节食会造成儿童在心理或生理上的不良影响，上一餐吃太少，这一餐忍不住大吃起来，反复几次，不但想减重的目的未达成，反而伤害到健康。心理上因为不正常的饮食、饥饿感或暴饮暴食，容易发展成厌食症或暴食症，不要因为吃的方式错误，变成健康上的梦魇。

五、如何选择好食品

现代儿童饮食中脂肪和糖类过量的问题是造成肥胖的重要因素之一，父母可以把控制的重点放在减少油炸食物、蛋糕、西点和饮料上，如此便可以大幅减少垃圾食物所带来的热量过多问题。

1. 远离洋快餐垃圾食品

调查发现，经常吃快餐的儿童肥胖的比例为 13.9%，比不吃快餐的儿童高 34%。因为许多快餐脂肪含量比较高且缺少纤维，若长期食用可能会导致能量和脂肪摄入的增加。调查还表明快餐普遍高盐，食用一份无骨鸡肉，平均每人摄入盐分 5.2 g，接近于一名成年人全天最高建议摄盐量。食用一份包含鸡翅、比萨、蒜蓉面包和薯条等食物套餐，平均每人摄入盐分 12.3 g，是成年人每日最高建议摄盐量的 2 倍多。

2. 拒绝高糖饮料食品

时下高糖食品、糖类点心口感好，包装精美、做工考究成为儿童又一种"挡不住的诱惑"。看看放学后校门外孩子抢购零食的场面，就可以想象孩子怎不营养过剩？高糖食品及饮料不仅让孩子肥胖，还会带来精神问题。研究表明，由于糖分摄取过多，致使大量维生素 B_1 因帮助糖分代谢而消耗掉，从而引起神经系统的维生素 B_1 缺乏而产生激动好哭、爱发脾气、撕书毁物、打架斗殴等情绪失常症状，出现"嗜糖性精神烦躁症"。所以一定要限制甜食，减少零食，三餐蛋白质、脂肪与碳水化合物的比例应维持在 1 ：3 ：6 的水平。

3. 减少酸性食物摄入

人们所看重的"高营养食品"，如肉、蛋及糖类正是酸性食物，这些高营养食品不仅能致儿童肥胖，还会使孩子性情孤僻、不爱交往、对环境的适应能力变差。因为它们进入人体后的最终代谢产物为酸性成分，可使血液呈酸性，改变血液正常的弱碱性状态，导致酸性体质，从而使参与大脑正常发育和维持大脑生理功能的钾、钙、镁、锌等元素大量消耗掉，引起思维紊乱、心理障碍，严重时可使孩子患上孤独症。调整三餐结构，适当减少蛋白质、脂肪、糖类所谓"营养性食物"的比重，增加蔬菜、水果等富含维生素和微量元素的食物。

4. 拒绝滋补保健品

有些父母以为滋补保健品肯定可以帮助孩子生长发育，然而反受其害，不仅发生了肥胖，还出现了性早熟。对市场上出售的滋补药对儿童生长发育的影响进行调研，其中对人参、蜂王浆等 11 种滋补药品进行临床与实验研究的评价认为，人参的兴奋垂体促性腺激素作用正是造成健康儿童性早熟的原因。蜂王浆中也含促性腺激素样物质。所谓某些滋补药都不同程度地含有激素成分或类激素样物质，一般的健康儿童不可乱用。

六、如何避免激素过量摄入？

哪些食品有性激素？养殖家禽水产中人工添加激素吗？实际上，我们暴露在雌激素的环境下已经很久了。近年来，国内医学界开始注意到环境内分泌干扰因素的存在和不良影响。学界将这类起恶性干扰作用的物质称为"环境激素"。环境激素由人类的各类生产、生活环节制造，并流入生态系统中，以外源性干扰物的形式存在，导致包括人类在内的各种生物生殖功能下降、生殖器肿瘤、免疫力降低，以及各种生理异常，如儿童性发育异常。通过对较大样本的性早熟女孩和正常女孩的对比，研究结果表明，中国儿童已较普遍地受到环境激素的污染，并且性早熟患儿受环境激素污染的程度还要严重得多。

在已经被确认为约1000种环境激素的物质中，由工业洗涤剂、农药产业等向环境排放的物质居多，且化学农药物质就达44种。环境激素在城市生活中几乎无处不在。性激素包括雄激素、雌激素及孕激素，导致孩子早熟的性激素以雌激素为主。自20世纪50年代以来，科学家已发现植物性雌激素近400种。很多天然的植物性食品都含有雌激素，如我们常吃的大米、大豆、芝麻、豆浆、红薯、柚子等本身就含有植物雌激素。在一些营养品中，如雪蛤、蜂王浆、羊胎素中也含有雌激素。但这些雌激素含量不大，与人工注射到动物身上的激素比起来，它们相对安全。

为加快动物生长，很多水产品、鸡鸭鹅等禽类在养殖过程中都加入雌激素，吃这些人为添加的雌激素会对健康产生不良影响。在美国，性激素主要存在于牛肉、牛奶及奶制品中。1993年，美国食品和药品管理局批准可以在奶牛身上注射使用牛生长激素。现在批准使用的牛生长激素包含6种激素，这些激素有的拌在牛饲料中让牛摄入，有的采用皮下注射方式。

塑料制品中大量存在的双酚A(BPA)、邻苯二甲酸盐和全氟酸也是干扰人体内分泌功能的有毒化学物质。它们大量存在于罐装食品的内膜、饮料罐、供儿童磨牙用的玩具、儿童奶瓶等用品中。塑料中的有害物质已成为"环境荷尔蒙"，曾出现的"雄鱼雌化"就是例子。现在男性性功能普遍低下，一定程度也是环境雌激素污染的结果。此外，有研究发现，儿童长时间看电视会使体内松果体素分泌减少，导致性激素分泌增多，会让青春期提前到来。

在生活中如何避免激素的过量摄入？专家建议人们特别是儿童和孕产妇尽量食用天然有机蔬菜，要多吃新鲜食品，少吃经过加工的包装食品、罐头等。吃肉时还要把肥肉去掉，因为农药和其他化学残留物大部分存在于脂肪中。应少吃工厂化养殖的水产品、鸡、鸭，尤其是鸡鸭的脖子、翅膀等部位，因为激素主要储存在皮下。此外，应尽量用玻璃容器储存食品，婴儿奶瓶也最好使用玻璃的。如果一定要使用塑料制品，最好选择那些注明"不含BPA"的产品。

七、宝宝多爬爬可防肥胖

7～8个月的婴儿开始学会爬行。婴儿爬行时，头与颈部抬起，胸腹部也相应挺高，由于整个身体的重量是借助上下肢支撑的，每天反复如此活动，不光四肢的肌肉可以得到锻炼，还有多种好处（图6-1）。婴儿的爬行是婴儿时期最好的全身运动，爬行势必消耗热量，躯体的活动也随之加强，可增加食欲，促进消化功能。经常爬行，可使婴儿皮下脂肪积聚减少，使婴儿的肌肉相对较为坚硬结实。爬行还有助于婴儿的智力开发，这是因为婴儿爬行时，经常处于俯卧、抬头的姿势，可促进其颈部肌肉的发育，孩子抬头越高，视野也越开阔，孩子就可自由观察和探究周围的事物，从而促进神经系统，尤其是大脑的发育。

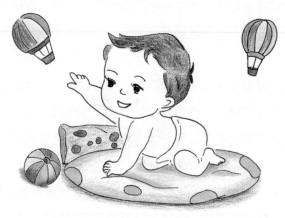

图 6-1 宝宝爬行

第二节　儿童肥胖的综合干预

一、儿童肥胖：家长的责任?

在肥胖儿童中，有95%以上为单纯性肥胖。儿童单纯性肥胖的根本原因在于饮食问题和生活习惯问题，家长应该负绝大部分的责任。一般单纯性肥胖儿童的家庭，都有以下共同点。

（1）家庭成员，特别是家长的营养与健康意识薄弱，不了解肥胖对生命的危害。有的家长甚至用快餐、甜食等作为奖励，诱导孩子，导致肥胖发生。

（2）家长由于工作繁忙，无心照顾孩子的饮食起居。有的父母给孩子安排的不是健康营养的三餐，而是给饭钱，导致孩子按照自己的嗜好购买食物，如巧克力、炸鸡、汽水等，时间一长，就养成了不健康的饮食习惯。

（3）家庭成员大都没有规律的运动习惯，而且都偏胖或正在发胖。部分家长不懂运动对孩子成长发育的重要性，对孩子过分保护，明显限制了孩子的活动空间和时间。

（4）不留意或及时纠正孩子的不良习惯。不吃早餐，饮食时狼吞虎咽，吃饭速度快，晚上睡觉前吃东西，爱吃快餐或油炸食物，常喝甜饮料，每次吃饭都要吃得很饱才罢休，讨厌吃青菜、水果；喜欢待在家里，不习惯户外活动，不做家务；喜欢玩游戏机或电脑，而且长时间看电视。

二、儿童减肥的家庭守则

孩子肥胖的原因常常就出在父母身上，要让孩子拥有健康的体重，父母可以怎么做？

守则一：至少每半年要为孩子量一次身高、体重。首先改变小时候胖不是问题、长大之后体重就会正常的观念。有年轻父母认为，养一个胖胖的孩子，自己脸上才光彩。稍微圆胖的儿童进入身高快速增长的青春期之后，可能会平衡原先稍微超重的体重，但并不表示在青春期之前，父母就不必注意孩子的体重发展情况。父母至少每半年要为孩子量一次身高、体重，同时计算BMI，衡量孩子是否过重甚至肥胖。如果孩子体重增加太快，身材明显横向发展，父母应该检讨究竟是哪些生活习惯出了问题。如果孩子已经达到肥胖程度，不要坐视不管，建议带着他寻求儿科与儿保医生协助诊疗。

守则二：制订容易实行的减肥计划。千万不要突然宣布，全家明天开始每餐吃青菜、糙米饭、白水煮肉，外加运动1小时，然后就期待孩子会照做。企图一下子改变小孩的饮食习惯，只会让他情绪大坏，甚至以拒吃表达抗议，最后父母只有举手投降。制订容易实行的计划，最多1周完成一项目标。例如，第1周，试着让孩子减少喝可乐的次数，从原本1天一罐减少为2天一罐。持续1周之后，再减少成3天一罐，然后1周一罐、1个月一罐……

守则三：尽量抽空为孩子准备健康的食物。不能让孩子自己解决三餐，对他的饮食内容全然不知。父母要为孩子准备健康的食物，如果不得已要外出吃饭，至少教导孩子聪明选择食物。如准备早餐时，前一晚先买好吐司、面包、低脂鲜奶，平时家里放几包燕麦片，更好的是备一些西红柿切片和生菜，起床先把吐司送进烤箱、鲜奶放入微波炉加热，3～5分钟后材料夹进烤好的吐司里。与孩子一起吃饭时，教他选择食物，告诉孩子选择蒸蛋比炒蛋、煎蛋好，选择白切瘦肉比炸排骨好，因为前者的油脂含量较少。

守则四：做给孩子看。让孩子孤军奋战，自己却不主动改正不良习惯就不会有效。孩子不只遗传你的基因，更遗传你的生活习惯，尤其是对食物的选择。如果希望孩子吃得健康，最有效的方法是带头示范，孩子自然跟着你做。最近美国一项研究指出，喜欢吃蔬菜、水果的5岁女童，通常她们的父母每天也会摄取许多蔬菜、水果，再次证实父母的饮食习惯直接影响孩子。做给孩子看，远比唠叨更见效果。

守则五：坚持原则，向孩子解释不让吃的理由。孩子一吵闹就失去原则，放任他吃自己喜欢的食物。家庭独生子女很普遍，大多数父母很宠爱小孩，他们要求什么，父母就照办，终究会影响孩子的健康。坚持原则，向孩子解释不让吃的理由。对要性子的孩子，态度坚定不妥协，但不当场斥责孩子，安抚情绪，耐心解释。

守则六：准备好健康的点心及零食。家里如果随处可见助长肥胖的零食，无疑是鼓励孩子把它们不停往嘴里送，准备健康的点心及零食十分重要。点心的分量不宜太多，否则容易影响正餐食欲。不要提供热量高的食物，像是鲜奶油蛋糕、牛角面包、甜甜圈、油条、炸薯条、夹心饼干等。适合孩子的点心包括：麦片粥、馒头、低糖的果冻、茶冻等。准备不需要削皮的水果，如葡萄、香蕉、橘子、草莓、小西红柿等，让孩子可随手拿来吃。在家里煮一锅少糖的红豆薏仁汤、绿豆汤，卫生又健康。

守则七：奖励除了吃还有很多方法。经常让孩子经历"表现好"就可以"吃糖果、零食、高热量食物"，容易误导孩子认为吃这些东西是好的，强化对这一类食物的欲望。孩子表现好值得奖励，但除了吃以外，还有很多方法可行，如帮孩子准备"集点卡"，每次表现良好，就在卡片上盖一个章，集满一定数目，孩子便可以兑换自己喜欢的书籍或文具、玩具。

守则八：全家人一起找机会活动。限制孩子每天看电视及电脑的时间，每天不超过 1 小时，或只让他们在假日休息时玩计算机游戏。研究指出，孩子看电视的时间越长，越容易有体重超重的问题。电视看得越久，孩子也越容易接触各式各样向他们招手的零食、饮料广告，让他们更渴望吃这些不利健康的食物。

守则九：家庭支持。"不准吃了！你那么胖了还吃！"用负面的言语责备或讽刺孩子，不但收不到制止效果，反而严重伤害孩子的自尊心，也打击孩子改变习惯的意愿，不但体重问题没有改善，还出现心理问题。父母和孩子要合作，家庭的支持相当重要，帮助孩子改变饮食、活动习惯。当孩子有一些改变，别吝于称赞他，即使这个改变很小，任何一点小改变都是好的开始。

三、儿童肥胖该如何综合干预？

对于超重和肥胖儿童的干预，必须从饮食行为的矫正、运动习惯的培养、减少静坐时间的方法三个方面着手。有时候儿童肥胖很无辜，父母有什么样的生活方式和饮食习惯，孩子就完全被动接受，让孩子在不知不觉中长胖。

1. 把好生后第一关

通常认为先天不足后天补，补得太多反而会埋下肥胖的隐患。对于足月出生低体重儿，家长后天补的愿望最为强烈，哪会想到肥胖的问题，其实出生低体重的孩子本身有个追赶生长的阶段，家长急切想补回先天的不足，往往容易追赶得过快，反而后期成为肥胖的高发人群。另外，每年出生的孩子当中，有10%左右是巨大儿（高于4 kg），今后肥胖的可能性更大，患病的风险更高，年龄越小、症状越重，故对于出生时超重的宝宝，家长都应注意适度喂养，避免宝宝过胖。

2. 科学搭配膳食结构

没有一种食物是不健康的，不健康的只是你的饮食搭配。只要注意各种营养成分的均衡摄入，就能享受到各种食物的美味。中国传统的饮食结构是很合理的，食物多样化，偏谷物，多蔬菜。一般来说不要给孩子吃汤拌饭，菜汤里的盐分和油都是最多的，会使孩子摄入过多的油和盐，而真正的膳食纤维却吃不到。低能量＋平衡膳食，即在较低能量摄入的情况下保证蛋白质、维生素、矿物质等的摄入。培养宝宝对蔬菜的喜好，改变进餐顺序，先摄入低热量食物，后摄入高热量食物。饭前先喝汤，先吃素菜，再吃荤菜，然后再吃主食。减慢进食速度，睡前不再进食，不要过度喂养。可以让孩子体验饥饿、不饿、过饱的感觉。一般来说，"不饿"的状态正好，说明吃得足够但又不会过量。采用替代法不但可以逐渐矫正孩子的不良饮食习惯，也能保护孩子的自信心和主动选择食物的能力。如果孩子说想吃巧克力，家长应该先说可以，但接着说要吃完苹果才能吃巧克力，这样孩子不会因为被拒绝而大吵大闹，吃完苹果后也可能吃不下或者忘记了巧克力，时间长了口味就会逐渐改变过来。

为了让孩子多运动、少静坐，还应该尽可能减少他们看电视、玩电脑的时间，多让他们参加室内和室外的运动，并适当做一些家务事，由此培养勤劳的好习惯。

3. 增加有氧代谢运动

不必增加很多运动量，只要减少每天的静态运动时间，就能够达到锻炼目的，就能够减少肥胖的发生。静态运动方式是造成肥胖特别重要的因素，平常看电视、用电脑并不是有氧代谢运动，只要带孩子多在户外活动，哪怕只是散散步，也能减少静态运动时间。肥胖与否主要取决于机体脂肪细胞的数量和体积，生后第 1 年是脂肪细胞数量积累的阶段，如果过量饮食且很少运动，使脂肪细胞数超量生长，可用做操、爬行、行走训练等方式来消耗多余脂肪。坚持适当的运动不仅可促进宝宝的身体发育，加快机体的新陈代谢，消耗身体中多余的热量，并能使呼吸系统及骨骼肌肉得到锻炼以增强体质。

4. 儿童肥胖的心理治疗

对于儿童来说，心理治疗有时比饮食和药物治疗更见效。因为儿童的心理正处于调整适应阶段，通过有效的心理调整，完全可以改变儿童的不良饮食习惯。进行肥胖病知识的教育，可通过举办儿童夏令营的形式，请有关专家讲解肥胖病的知识，提高儿童对肥胖病产生后果的认识，使儿童能够自觉自愿地接受减肥治疗。鼓励孩子克服自卑心理，有时由于身体肥胖经常受到同伴的讥讽，此时应鼓励孩子面对现实，积极主动地参与减肥，一旦有效就应坚持下去。有些家长会因为孩子过于肥胖而十分忧虑，到处求医问药，甚至会过分指责孩子的饮食习惯，让孩子变得紧张甚至与之对抗，因此家长要避免这种情况。

四、减肥与体重管理门诊

肥胖的原因大致可分为两大类：一是单纯性肥胖，是由于热量的摄取超过热量的消耗所引起，占了最大的比率；二是继发性肥胖，是由于内分泌或新陈代谢疾病所导致，只约占1%。目前认为，大多数肥胖的造成，除了遗传因素外，多半为外在因素导致的。由于现代生活水平不断地提高和生活方式的改变，儿童生活空间过于狭小，运动量不足，加上父母过分的爱护，给予孩子过量食物，同时存在白白胖胖才健康的观念，导致热量不平衡，使脂肪组织增加，造成体重过重或肥胖现象。因此，肥胖就是一种疾病，绝对不能再持小时候胖不是问题的传统观念了，作为父母千万要记住一个道理：爱之却足以害之。如果家长或老师目测发现孩子有肥胖问题，则应建议先到医院检查，首先确定肥胖程度，排除因内分泌或新陈代谢引起的病因，然后由医生及营养师指导，改善饮食习惯与结构，多样化的运动方法以增加运动量，家长配合医师和老师对肥胖儿童的行为进行干预，通过减轻体重，维持正常的生长与发育，达到最正确的减肥方法和体重管理。不要随便使用减肥药物或外科手术，以免因药物引起的种种副作用而影响孩子的生长与发育。

　　减肥是没有捷径的，日本学者认为，体育疗法可以加强患儿的能量消耗，促进基础代谢的提高和改善脂肪的氧化，单用运动疗法使体重减少是非常困难的，特别是小儿更为困难。因此，运动疗法和饮食疗法的相互配合可发挥明显效果，要在医师的指导下改变生活方式，建立正确的饮食习惯，配合适当的运动，定期到医院儿科和儿保科开设的减肥与体重管理门诊进行随访评估，当然最重要的是坚持，要有恒心及毅力。

第七章

瘦身夏令营——湖南省儿童医院创办"小胖墩"瘦身夏令营的实践探索

一、集中减肥：创办瘦身夏令营

小丽 11 岁，上小学五年级，体重 98 kg，在人群中格外"打眼"，她比同龄人个子高一截，肩宽背厚腰粗，和同学站在一起，要多占至少一倍的空间。她穿着宽大的衣服，头发披着遮住了半边脸，与人对话时，总是低着头，不愿与人对视，低声交流着："在学校里，同学们都不爱和我玩。嫌我跑得慢，跳绳谁也不愿意要我参加。没有人把我当作朋友。我习惯了做什么事情都一个人待着"。因为体形肥胖同学们给她取外号，行动不利索常招致周围同学的讥笑，这使得她精神心理负担重，久而久之，对自我形象和自我意识的评价逐渐降低，自动退出社交圈，与同学和周围人交往减少，形成内向、孤僻、自卑的性格，对学习和生活均带来负面的影响。小丽是营队最后一个报名集训的孩子，孩子的母亲非常焦虑，劝说了很长时间，她才愿意参加。历经 14 天的营地集训生活，小丽的生理、心理状态发生了颠覆性的蜕变……

瘦身夏令营的创办目标并不是让"小胖墩"在短期时间内快速瘦身，而是让一群有着共同目标的孩子们聚在一起，惺惺相惜、相互鼓励、相互监督、取长补短、重建自信，找回属于他们的快乐。湖南省儿童医院自 2003 年创办以来，每年暑假期间，医院面向社会招募肥胖儿童开展"小胖墩"瘦身夏令营（图 7-1、图 7-2），通过军事化管理，沉浸式体验，无疑是培养他们坚强意志、团结协作、社交能力的最佳场所。在营地里生活、训练的过程中，每个孩子都积极踊跃参与，互帮互助，提高了学生自理自立的能力，获得了极大的乐趣和深厚的友谊，这是书本上和课堂上感受不到的。

很多肥胖的孩子表现出缺乏自信心、意志力不坚强、抗压能力弱、自理能力及协调能力差等，对孩子的身心影响深远。集中减重特殊的意义在于帮助孩子们改变生活方式，为肥胖儿童提供安全有效而又快乐健康的瘦身历程，是学校教育和家庭教育的良好补充。集中减重在父母不参与的情况下，都是由孩子们自主管理学习和生活，对于这般终日在家娇生惯养的"小皇帝""小公主"来说有一定的挑战。孩子们通过体验完全不同于学校、家庭的集体生活，尝试一种全新的生活体验，增加趣味性和积极性。

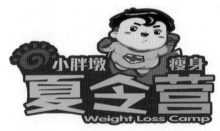

图 7-1　"小胖墩"瘦身夏令营图标

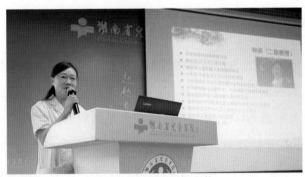

图 7-2　夏令营开讲

二、入营前评估：为安全瘦身保驾护航

2022 年暑期的"小胖墩"瘦身夏令营，73 名"小胖墩"中，个个都是同龄孩子中毫无争议的重量级人物。最胖的男孩 14 岁，来自湘阴，身高 153 cm，体重达 88.5 kg，肥胖指数达到 38；最胖的女孩 13 岁，身高

158 cm，体重83 kg，来自长沙，肥胖指数33。年龄最小的才7岁，身高130 cm，体重50 kg，肥胖指数30。从体检资料来看，这些"小胖墩"的身体状况不容乐观，其中尿酸高的有40人，肝功能异常的有15人，血脂高的有22人，脂肪肝的有25人。如果不能及时将体重控制下来，肥胖将成为他们今后一个严重的健康隐患。

为了保障入营集训的安全性及有效性，在入营前为所有肥胖儿童均安排在儿童保健所中西医结合肥胖减肥专科门诊进行全方位的健康检查和生长发育评估，包括血压、身高、体重、胸围、腰围、臀围、血常规、肝肾功能、血糖、血脂、心电图、腹部彩超、人体成分分析、心理评估问卷、健康问卷调查、体质辨证等，全面评估肥胖儿童的身心健康，对入营训练肥胖儿童的健康状况、生活习惯、心理行为问题、不良饮食行为方式等做好筛查和评估，排除代谢异常型肥胖。若评估结果有异常，转专科进行进一步检查、评估、治疗。

三、营内项目：军事游戏与行军拉练相融合

10岁女孩小静因为在训练中总是情不自禁地面带各式搞怪表情，被誉为"行走的表情包"，熟练运用网络新词，经常逗得大家捧腹大笑。也是营地里大家最为印象深刻的。她淘气地诉说着，"我们6点半起床晨跑，9点正式开始项目训练，12点结束，午餐半小时，回宿舍洗衣服午休到下午2点，然后开始下午的训练。下午训练6点结束，晚饭后会有集体项目，一般9点半结束，然后洗澡、熄灯睡觉，每天使出洪荒之力，勇往直前，只为瘦成一道闪电"。营地的教官设置了科学的体能训练计划，夏令营的训练项目并不"魔鬼"。训练项目包括拓展、有氧爬山、晨跑等，还有不少小运动内容，如防身术、团体游戏等，另外还安排文化活动。

在训练计划中，游泳是最受小朋友们喜爱的一项。虽然每天训练都很累，还有极个别的小朋友想回家，但大家都在坚持着。对于减肥来说，游

泳是一项非常有效的运动，游泳能使"小胖墩"在玩乐中不知不觉地运动，小胖墩们下到水里，就算不动，泡在水里也要消耗很多能量。

除了游泳，在夏令营生活中，小营员们每天都要按照医学专家开出的健康处方、运动处方、营养处方进行综合训练，早上慢跑3000～5000 m、登山、爬500级台阶，晚上150个仰卧起坐、10分钟呼啦圈，慢跑1500～3000 m是每天的常规训练内容，还有危险逃生、急救护理知识的现场实践、军事五项等军训内容，中间还穿插有栽花、植树、锄草、施肥、种菜等农业劳动，摸鱼、捉泥鳅、抓螃蟹、陶艺等趣味活动，攀岩、心理拓展游戏、游戏训练等拓展活动，还有游泳、手语，以及与外国朋友进行英语交流、打球、登山寻宝等活动。

夏令营全程配备特种兵退伍资深教官，结合肥胖儿童的体能素质、科学瘦身方式，制定了一系列的军事训练、体能训练、战时训练等项目进行封闭式管理，除了保证每天有1小时的有氧运动训练以外，从生活自理能力、体能素养、团队协作等方面培养孩子的素质能力。特别设置了丛林探险、游泳、军事拓展等游戏环节，亲近大自然，增添了活动的趣味性和参与的积极性，让孩子们在远离了手机、电视、游戏等娱乐方式后不觉枯燥与乏味。

为保证瘦身的有效性与安全性，在营地执行期间，密切关注每一位孩子的运动强度和运动能力，因材施教，全程保健医生督导，协助科学的锻炼，避免运动训练过程中的各种不良因素对身体造成危害。运动前要求做充分的热身，运动过程中严格控制强度不超过或低于运动处方要求，并防止运动损伤出现，运动结束后要进行拉伸及放松训练。

四、实战训练：军事化、沉浸式与趣味性相结合

教官老师介绍，发生在这些孩子身上的变化单纯用数字是体现不了的。我们更多还是要看到体重数字之外的变化。一路走下来，有的"小胖墩"大腿间和腋下磨破了皮，汗水一浸，疼得龇牙咧嘴，但仍在坚持。14天

的磨砺，除了带给孩子们良好的生活和运动习惯外，还有毅力、坚持不懈和阳光的心态。不只是甩掉肥肉，更能帮助他们健康快乐地成长。

瘦身夏令营采取封闭式军事化管理，邀请退役特种兵带领团队作战，通过特种兵基础体能训练、军事拓展训练、内务整理评比，培养端庄仪容姿态，磨炼坚强意志，锤炼顽强特质，提高孩子自我管理和自我独立能力，养成良好的生活习惯和优良作风；通过团队心理辅导游戏、团队互动活动，培养团队意识，提升团队凝聚力，让孩子们在团队协作中建立自信心、自强心，增强处理事情的应变能力以及面对困境的勇气与意志，通过短期的团队独立生活，更加全面地了解了自身的优缺点，更加客观地看待自身的不足之处，提高自我认知能力和自尊心，更加有利于培养孩子们积极健康的心态；通过"丛林穿越""真人 CS"等户外训练，让孩子们体验户外活动的乐趣，在玩耍中得到锻炼，提升体能，激发自身潜能，培养良好的沟通交往能力与合作意识；通过感恩教育学习，培养感恩心态，增强感恩意识，让孩子们学会珍惜，理解父母，懂得感恩，博爱世界，树立积极向上的世界观和人生观。

五、量身定制食谱：保证科学健康与美味营养

"小胖墩"每天的营养减肥餐经过营养专家科学计算的，每天都会详细记录早中晚餐的菜品和孩子们的食用量，以便对菜品进行调整。所有食物都遵循少油少盐的原则，以素菜为主。煮黄瓜、清炒萝卜条、每人一个鸡腿、配紫米饭，这是科学的营养减肥餐。为了达到营养与减肥效果，鸡腿统一用蒸的方法处理，最后加上调味。每人只有一个，不能给其他人吃，也不能接受其他人给的食物。一旦多吃的情况被教官们发现，孩子就要接受单独的训练。平日里零食不断的"吃货"卓卓，因为中餐时忍不住嘴馋，多吃了一个鸡腿，被教官叫出来谈心、加训。

入营前，根据每位肥胖儿童的健康体检报告，以高蛋白、低热量、低脂肪、低糖、适量维生素和微量元素的饮食管理原则，医学营养专家为每

位肥胖儿童定制个性化食谱，零节食、非药物正向激励。

　　入营后，每位孩子严格按照营养专家制定的饮食方案执行，营养师记录在营期间饮食情况，指导并改变不良饮食行为习惯，每日早晚两次体重测量与记录，记录在营期间体重数据，分析减重效果，及时调整运动方案。结合体重变化做相应的分析，做相应个性化的营养调整。

六、心理疏导：行为矫正及心理干预双管齐下

　　"瘦下来的感觉真好，我已经减了 10 斤了。"11 岁的小丽是一个典型的小吃货，平时生活没有规律，还不喜欢运动，也不知道从什么时候起，体重飞速增长。"最讨厌别人说我胖，也不喜欢别人盯着我看，很自卑。"与小丽谈心时发现，她比入营前性格开朗了，言语交流也多了，愿意跟我们诉说肥胖带给她的诸多烦恼与自卑。因为行动缓慢，小伙伴们喜欢的游戏她都不能参与，上体育课时，也会因为跑不动成为同学们关注的焦点。这次参加"小胖墩"瘦身夏令营，减肥小目标已经达到了，还结交了好几个朋友。看着她晒黑的脸蛋，嘴角扬着自信的笑容，眼神坚定地表示一定会将瘦身坚持下去。

　　针对肥胖儿童的心理问题疏导，通过与患儿深入交谈，得到他们的理解和信任，指导他们对自己的饮食行为、运动和生活行为做个案分析，找出主要危险因素，确定行为矫正的目标，制定行为矫正的速度、奖励与惩罚等具体内容。在营地生活期间，孩子们从同龄人中找回自信，同时创造有助于体重控制训练的环境，保障在营期间的安全和健康。每日记录学员的健康状况及情绪变化，预防和处理在营期间的疾病及情绪变化。发现有情绪问题的孩子，保健医生在第一时间进行心理辅导，了解症结，及时疏导。

七、行为习惯：改变健康生活理念，建立良好饮食规律

　　"平时太惯着孩子了，要吃什么就吃什么，吃多少也不管，发展成这

样我和他爸爸都很后悔。"12 岁男孩小田体重 68 kg，妈妈赵女士焦心又后悔，这次决定陪着儿子一起到夏令营"甩肉"。"只喝饮料，平时我们上班，爷爷奶奶管不住，就随她喝。曾尝试控制女儿的饮食，但孩子抵触情绪非常大，收效甚微，希望通过夏令营来解决这个问题。"

瘦身是一个持续进行的过程，为了提高肥胖儿童和家长们对肥胖的深入认识，在开营前集中授课认识肥胖的危害，使他们了解肥胖对儿童健康的危害和瘦身的必要性，树立科学的瘦身目标，让家长和孩子们从思想源头上重视并行动起来，尤其是要转变家长老人的思想。全家人在思想认识观念上必须一致，才能在瘦身过程中顺利执行。家长参与的程度越高，孩子减肥的效果将越好。在营地训练中开设了各种科普专题讲座，如《怎样吃才健康》，掌握正确饮食搭配方法、正确的饮食行为习惯、了解零食红绿灯、控制外出就餐的次数与热量；开设《认识身体的秘密》，了解在不同生长发育期身体的变化、青春期发育的特点、如何评估身高和体重是否达标等；结营前开设《居家瘦身宝典》，激发孩子的运动兴趣，养成每日运动的习惯，掌握居家运动与防护方法等。用科学知识来武装冲击传统观念与不良饮食运动行为习惯，让瘦身持续进行，达到事半功倍的效果。

八、效果评估：24 小时全天候多学科专家参与

营地训练期间，全程以 6∶1 的高配置辅导老师及专业的保健医生24 小时全天候服务，纠偏日常生活不良行为习惯，锻炼孩子的独立自理能力，自己动手洗衣服、整理床单位、洗碗、整理桌面等。团结协作，相互关心，相互帮助。在孩子想家或情绪不佳时，生活辅导老师会一对一聊天，疏导孩子的心结和情绪。营地训练时，如有孩子出现身体不适时，保健医生会在第一时间查看孩子的健康状况。若出现不适宜继续训练的情况会及时与医院团队联系，转专科及时治疗。

为掌握参训儿童的健康素质，做好"小胖墩"的贴身管家，所有参与

营地训练的肥胖儿童，入营前多学科专家团队全面评估肥胖儿童的健康状况，对每一位报名参加夏令营的儿童的健康状况及生活习惯进行详细的分析，评估生长发育水平、肥胖严重程度、营养摄入量计算、饮食结构搭配、体检结果分析等，并将资料整理成健康档案。排除已患有肥胖并发症且不适宜训练的儿童。在整个营地训练过程中，每周有专家入营做健康科普讲座、心理辅导。出营前专家团队与家长们面对面解析体检报告。专家们与生活老师、保健老师一起参与评选瘦身达人。

训练减重的目标是减脂增肌，也就是说减少体内脂肪含量，增加肌肉含量，不是仅看体重值的变化。传统意义上的瘦身仅以体重作为衡量减重效果的唯一指标，这种方法其实存在一定的误区。为了更好地衡量的减重效果，检验瘦身的方法是否正确，结合各种测量方法的优缺点，以衡量减重效果的四个变化作为指标，即 BMI 的变化、体脂率的变化、肌肉量的变化、身体各部位围度（特别是腰围身高比）的变化。BMI 是评价儿童超重和肥胖状态的常用核心指标，腰围及腰围身高比值对筛查和诊断腹型肥胖儿童，尤其是青少年的意义显著。

体重受其他因素影响较多，为了便于比较指标的变化，在每天（或每周）的同一时段、相同环境及身体状况下测量才有意义。一般至少每周1次（固定时间）较为合适；脂肪率和水分率是减重的风向标，每周 2～3 次的测量可以及时监测减重方法是否正确。而腰围是一个相对恒定的监测指标，不受时间地点限制，测量较为方便。

九、持续瘦身：设法控制"小胖墩"的体重反弹

欣欣刚结束初二学习，第 2 次参加瘦身夏令营，体重 91.1 kg，身高 165 cm，曾在 2014 年参加过夏令营成功瘦身 5.5 kg。家长说："刚出营前 3 个月还能管住嘴，坚持锻炼身体，慢慢地就不自觉，零食吃得多，运动少，体重又反弹了。"不少孩子都有与欣欣类似的情况，如何帮助"小

胖墩"控制体重反弹是瘦身关键所在。

"小胖墩"在夏令营训练后要持续动态评价减重效果。如果体重在短时间内下降过快，则需要反思减重方法。如果每周体重下降超过1 kg，可能意味着体内瘦肌肉组织被分解，机体新陈代谢下降，从持续塑身和保持体型的角度来说，如果不及时补充流失的肌肉的话，持续的减重和保持体重都会变得更困难。如果体脂肪率适当下降，即使体重暂时没有下降，围度也会持续变小，也就达到了瘦身的目的。

预防体重反弹，家庭监管责任重大，呼吁家长们共同参与监督，定期做好医学和保健监测，从根本上远离肥胖。行为习惯不是一朝一夕形成的，儿童缺乏自制力，行为习惯养成依赖家长长期正确引导和肯定，因此干预效果的巩固有赖于家长正确的认识和长期坚持。因此，我们总结经验，在出营前集中所有家长进行科普知识讲座，手把手教家长们居家瘦身需要注意的饮食、运动、行为干预的详细方法。

饮食结构合理：日常饮食要养成优先选择"三低一高"食物为主，即低热量、低脂肪、低糖类和高蛋白的食物。对于7岁以上学龄儿童根据各自的年龄、性别、身高等情况而定。在饮食多样化的前提下，合理安排每天的膳食种类，多食用鱼类、蛋类、瘦肉、奶类、蔬菜、水果等富含蛋白质、维生素的食物。尽量不吃油炸食品、肥肉、饮料、糖果糕点、坚果类零食。营养基本要满足每天1～2杯牛奶，1个鸡蛋，100 g肉类，300～500 g主食和500 g蔬菜，100 g豆制品。

记录饮食日记：孩子在记录饮食日记的过程中，暴露出饮食中的不良习惯和不健康食物。定期交给医师或营养师评估，改进与调整饮食结构和进食量。每天测量并记录体重，做到心中有"数"，起到自我监督的作用。通过长期的横向、纵向比较，最终养成科学的饮食行为习惯、健康合理的饮食结构和饮食方式，达到持续瘦身的目标。

全家总动员：父母的鼓励和支持是孩子行动最佳的动力。陪同孩子一起参与，不仅能帮助孩子培养良好的饮食习惯和督促坚持运动，还能增进与孩子的亲子关系。另外，让孩子参与到扫地、拖地、洗碗、叠被子等家务劳动中，当作日常锻炼的一部分，培养孩子的自理能力。尽量利用双脚，增加日常生活运动量。勤走路，多爬梯，少坐车。全家人一起行动起来，改变生活方式，做到"慧吃慧动，健康体重"。

定期随访复诊："小胖墩"出营后我们通过建立微信群进行云跟踪，要求每周打卡体重、饮食日记、运动时间等，监督瘦身持续进行。要求"小胖墩"出营后 1 个月、3 个月进行随访，帮助养成良好的饮食运动行为习惯，从肥胖的根源着手。

十、经验总结：十八年的"小胖墩"瘦身夏令营持续运行

通过每年举办共 19 期"小胖墩"瘦身夏令营，在持续改进的过程中，为更好地达到科学瘦身的目标，团队不断创新、不断研发、不断精进、不断完善运行模式，独创 12 大营地训练特色。在入营前将对每个孩子进行全方位的身体检查，对孩子的生活习惯进行分析，找出导致肥胖的根源。夏令营期间将选择封闭式的训练环境，丰富的室内户外训练课程，温馨的家庭式住宿环境，全程配备特种兵退伍的资深教官、心理辅导和营养、保健专家，新闻媒体全程跟踪报道，夏令营除了教会"小胖墩"必需的医学知识、掌握控制体重的正确方法、锻炼独立生活的能力、探究深厚的湖湘文化、培养团队意识和感恩之心外，还培养他们拥有积极乐观自信的心态，不让孩子们的减肥成为一种负担，减肥训练 14 天就能看到孩子们的全面进步，让小胖墩从根本上远离肥胖，做一名勇于改变的快乐少年。

整体来说，"小胖墩"瘦身夏令营的运行内容既要有效也要科学，注重健康瘦身，而不是急于求成、急功近利，即运动内容合理、时间安排合理、健康训练合理、营养摄入合理、心理建设合理。营地活动的氛围轻松有趣，通过举办团体竞赛让营员在竞赛中实现轻松减重，并且给予营员奖

励机制。趣味性的户外活动项目让营员放弃久坐和手机，亲近自然，挑战自身的身体极限。提供一个群体相聚的空间和沙龙会，互相交流心得，相互激励，收获友谊。强大的专家团队全程督导，由营养专家个性化定制每天的膳食食谱，儿童保健专家为家长和"小胖墩"解读体检报告，从营养、运动、身体发育等方面全面解读肥胖的原因及解决办法，为孩子们的健康生活保驾护航。

为保证"小胖墩"营地训练期间的安全性和有效性，湖南省儿童医院多个临床科室提供强大的医疗专业团队，保障 1 小时医疗服务圈，确保孩子的平安健康。另外，家长们最关注的是瘦身的效果和持续性，为了达到瘦身有效持续性，结营前集中授课，教给每位家长帮助小孩控制体重的方法。结营后的持续精细化随访管理，评选瘦身达人。利用互联网＋个体化家庭干预管理模式，跟踪随访到营后 1 个月、3 个月，精细化、个性化管理，达到持续瘦身的目标，形成夏令营 360°健康瘦身管理服务体系全覆盖。

"小胖墩"瘦身夏令营由湖南省儿童医院首创并科学设计，享受国务院政府特殊津贴专家、儿童保健所所长钟燕教授全程指导，是国内首家旨在帮助 7 ~ 18 岁肥胖儿童集学习科学减肥知识、科学运动训练、健康营养膳食、减肥励志教育及培养健康生活方式于一体的励志成长平台。通过改变传统医学模式，将枯燥的减肥活动搬到大自然。经过不断总结经验，不断完善营训内涵，形成 12 大营训特色，独创 360°健康瘦身管理服务体系，采取以运动疗法为基础、行为矫正为关键技术、饮食控制为重点、集中训练的方式进行有效干预，凭借定制的健康、运动、营养"三大"科学瘦身处方，已帮助国内 1000 多名儿童摆脱肥胖，避免由肥胖导致的生长发育、学习、升学、就业、健康和性发育及婚姻等障碍和困难。"小胖墩"瘦身夏令营已成为湖南省儿童医院健康品牌与传播的一张名片，中央及省市新闻媒体反复多次全程跟踪报道，提升了其影响力与持续力，成为行业内的肥胖儿童健康干预的新模式。

参考文献

[1] 马冠生. 中国儿童肥胖报告 [M]. 北京: 人民卫生出版社, 2017.

[2] 中国营养学会. 中国居民膳食指南（2022）[M]. 北京: 人民卫生出版社, 2022.

[3] 中国营养学会. 中国学龄儿童膳食指南（2022）[M]. 北京: 人民卫生出版社, 2022.

[4] 张爱珍. 医学营养学 [M].4 版. 北京: 人民卫生出版社, 2020.

[5] 傅君芬. 手把手带孩子告别肥胖 [M]. 北京: 人民卫生出版社, 2019.

[6] 毛萌, 江帆. 儿童保健学 [M].4 版. 北京: 人民卫生出版社, 2020.

[7] 中国超重 / 肥胖医学营养治疗专家共识编写委员会. 中国超重 / 肥胖医学营养治疗专家共识（2016 年版）[J]. 糖尿病天地: 临床, 2016, 10（10）: 5.

[8] 张丹, 李晓南. 儿童青少年肥胖干预方法研究新进展 [J]. 中国儿童保健杂志, 2020, 212（2）: 46-50.

[9] 中国营养学会. 中国居民膳食营养素参考摄入量（2013 版）[M]. 北京: 科学出版社, 2014.

[10] 佚名. 中国儿童青少年身体活动指南 [J]. 中国循证儿科杂志, 2017, 12（6）: 9.

[11] 关宏岩, 赵星, 屈莎, 等. 学龄前儿童（3～6 岁）运动指南 [J]. 中国儿童保健杂志, 2020, 28（6）: 714-720.

[12] 张伯礼, 吴勉华. 中医内科学 [M]. 北京: 中国中医药出版社, 2017.

[13] 刘力荣, 张桂菊, 陈风岭, 等. 从五脏论儿童肥胖症病因病机 [J]. 中国中西医结合儿科学, 2016, 8（5）: 552-554.

[14] 汪受传. 中医儿科学 [M]. 北京: 中国医药科技出版社, 1999.

[15] 李灿东. 中医诊断学 [M]. 北京: 中国医药科技出版社, 2016.

[16] 徐荣谦. 儿童体质学 [M]. 北京: 中国中医药出版社, 2020.

[17] 施洪飞, 方泓. 中医食疗学 [M]. 北京: 中国中医药出版社, 2016.

[18] 谢梦洲, 朱天民. 中医药膳学 [M]. 北京: 中国中医药出版社, 2019.

[19] 李中梓. 医宗必读 [M]. 上海: 上海科学技术出版社, 1987.

[20] 郑洪新, 马淑然, 王志红, 等. 中医基础理论 [M]. 北京: 中国中医药出版社, 2016.

[21] 赵真真, 张桂菊. 从脾主运化角度论儿童肥胖的治疗 [J]. 中国中西医结合儿科学, 2022, 14（3）: 257-260.

[22] 宰军华, 李松伟. 肥胖症中医病机探讨 [J]. 河南中医, 2005, 25（1）: 44-45.

[23] 周祯祥, 唐德才, 刘树民, 等. 中药学 [M]. 北京: 中国中医药出版社, 2016.

[24] 郭敬民, 林华川, 欧萍. 福州市学龄前儿童单纯性肥胖患病率调查及高危因素分析 [J]. 中国当代儿科杂志, 2018, 20（11）: 934-938.

[25] 吴豪, 钟荣玲, 夏智, 等. 潜在肝毒性中药的成分研究进展 [J]. 中国中药杂志, 2016, 41（17）: 9.